Inhaltsverzeichnis

Vorwort — 4

Kapitel 1: Setze Dir Ziele — 11

    Teil 1: Vorwort zur Zielsetzung — 11

    Teil 2: Verschriftliche Dein Ziel — 15

    Teil 3: Konkretisiere & mache es messbar — 19

    Teil 4: Bleib realistisch — 20

    Teil 5: Finde Dein Warum — 20

Kapitel 2: Stelle Deine Ernährung um — 23

    Teil 1: Analysiere Deine Ist-Situation — 23

    Teil 2: Ernähre Dich richtig — 24

Kapitel 3: Betreibe regelmäßig Sport — 85

    Teil 1: Deine Ist-Situation analysieren — 85

    Teil 2: Suche Dir die richtige Sportart — 89

Teil 3: Trainiere richtig   93

Teil 4: Beschäftige Dein Gehirn   96

Kapitel 4: Stärke Dein Immunsystem 105

**Kapitel 5: Vermeide schädliche Umwelteinflüsse
    & Giftstoffe   119**

**Kapitel 6: Erlange innerliche Zufriedenheit
    & Ausgeglichenheit   181**

Vorwort

„Wenn ein Mensch sich einem Operationstisch zubewegt, dann versteht er auf einmal, dass es noch ein Buch gibt, das er noch nicht zu Ende gelesen hat – und das ist „Das Buch über ein gesundes Leben".

Steve Jobs

Einen wunderschönen guten Morgen, guten Mittag oder auch guten Abend, je nach dem zu welcher Zeit Du das hier gerade liest.
Mit diesem Zitat von dem bereits verstorbenen Apple Mitbegründer Steve Jobs, welches er auf seinem Krankenbett kurz vor dem Krebstod geäußert haben soll, möchte ich Dich an mein Buch und damit an das außerordentlich wichtige Thema der Gesundheit heranführen.

Schon einmal vorab, ich duze Dich nicht, weil ich respektlos sein möchte - sondern ganz im Gegenteil, um schlicht und ergreifend die Distanz zwischen Dir und mir zu brechen und klar und deutlich direkt auf den Punkt kommend zu kommunizieren. Diese Art der Kommunikation wird Dir helfen die folgenden Inhalte besser zu verstehen und umzusetzten. Ich mache das nur zu Deinem Besten, also sei mir bitte nicht böse. Eines darfst Du nicht vergessen, ich habe dieses Buch nicht aus Langeweile geschrieben, sondern um Dir mit meinem Wissen zu helfen.

Heißt also: Du stehst im Mittelpunkt meines Buches und deshalb spreche ich Dich auch direkt an. Da mir Deine Gesundheit sehr am Herzen liegt, habe ich mir allergrößte Mühe gegeben die wichtigsten Punkte für wirkliche Gesundheit niederzuschreiben, damit Du diese in Dein eigenes Leben integrieren kannst.

Bevor wir mit dem ersten Kapitel starten, möchte ich zuerst noch kurz auf meine Person eingehen. Ich bin Maximilian Muree - und ab heute Dein Gesundheitscoach. Das bedeutet, dass ich Dir von nun an zur Seite stehen und dafür sorgen werde, dass Du Deine Gesundheit bedeutend verbesserst.
Warum gerade ich Dir helfen kann? Warum ich mir das Recht herausnehme, Dir eine bessere Gesundheit zu versprechen, obwohl dies schon zahlreiche erfahrene Ärzte versucht haben?

Diese Fragen lassen sich recht schnell beantworten. Zuerst einmal haben Ärzte kein sonderlich großes Interesse daran, Dich wirklich gesund zu machen - und selbst wenn sie es hätten, könnten sie oftmals gar nicht helfen, da sie meiner Erfahrung nach viel zu engstirnig denken. Was redet dieser aufgeblasene Typ denn da? Welche Verschwörungstheorien bekomme ich nun schon wieder um die Ohren geschmissen? Diese Gedanken werden Dir in diesem Moment wahrscheinlich in den Kopf schießen, aber lass es mich Dir erklären.

Ärzte haben deshalb kein Interesse daran, dass Du Dich absoluter Gesundheit erfreust, weil sie ja so kein Geld mit Dir verdienen können. Klingt hart ist aber so. Das schlimmste für einen Arzt sind gesunde oder tote

Menschen, an beiden lässt sich nämlich nichts verdienen. Der optimale Patient befindet sich im Bereich zwischen vollkommener Gesundheit und dem Tod - genau dazwischen sozusagen. In diesem Zustand ist der Patient gezwungen regelmäßig den Arzt aufzusuchen um sich teure, ungesunde Chemie - produziert von den großen Pharmakonzernen - verschreiben zu lassen und somit nur die Symptome statt der Ursachen seiner Krankeit zu behandeln. Der Arzt nimmt sich in den meißten Fällen überhaupt keine Zeit für den Patienten, das einzige was er tut ist sich schnell - bloß nicht zu ausführlich - die Probleme der Patienten anzuhören um unverzüglich ein Rezept auf einem Stück Papier zu tippen, es auszudrucken und es dem noch von seinen Problemen erzählenden Patienten in die Hand zu drücken. Anschließend winkt er den nächsten halb toten Dummkopf in sein Büro herein und das Prozedere wiederholt sich erneut von vorne. Entschudige meine Ausdrucksweise, aber ich war damals ebenfalls in dieser Situation, habe den Ärzten vertraut und dann gemerkt, dass man eigentlich nur ausgenutzt und für dumm verkauft wird. Das macht mich bis heute einfach nur wütend und traurig zugleich.

Ich bin am zweiten Mai 1987 geboren und heute 28 Jahre alt. Ich erfreue mich heute dank intensiver Recherchen und der konsequenten Anwendung stetig wachsenden Wissens bester Gesundheit. Diesen gesundheitlichen Zustand hatte ich leider nicht immer. Trotz meines jungen Alters fühlte ich mich Jahre lang antriebslos, schlapp und aufgrund der doch etwas zu vielen Pfunde auf meinen Rippen unwohl in meinem Körper. Ich war jetzt nich wirklich fett, aber der schlankste war ich halt eben auch nicht gerade.

Ich war also ständig krank, fehlte deshalb oft in der Schule und konnte dem Unterricht nur schwer folgen. Meine Mutter war völlig verzweifelt, da sie mit mir ständig beim Arzt war, sich auf lange Sicht aber trotzdem nichts besserte und ich einfach nur dahinvegetierte. Ständig konnte ich mir von den verschiedensten Ärzten die unterschiedlichsten Diagnosen meiner angeblichen Krankheiten anhören um dann irgendwann fast täglich Medikamente zu mir nehmen zu müssen. Ich fühlte mich nicht nur ständig schlapp und lustlos, sondern hatte auch immer wieder die für unsere Gesellschaft gängig gewordenen "leichteren" Erkankrankungen, wie beispielsweise Kopf-, Hals- und Rückenschmerzen sowie diverse grippale Infekte.

Um es kurz zu machen, ich hatte fast alles an Krankheiten die keinen Krankenhausaufenthalt benötigten, mich allerdings massivst in meinem täglichen Leben beeinträchtigten. Ich fehlte also regelmäßig in der Schule, was dazu führte, dass ich schlechte Noten bekam, die MitschülerInnen und LehrerInne mich hassten, da sie mich als Schauspieler und Schulschwänzer mit schlechten Ausreden abstempelten und ich letztendlich auf meinem Weg zum Abitur auch einmal sitzen blieb. Als dies geschah, war ich gerade 17 Jahre alt und schwor mir darauf eines Tages, alles dafür zu geben, um mir so etwas nie wieder passieren zu lassen. Ich wusste dass ich dieses Ziel nur erreichen konnte, indem ich meine Gesundheit in den Griff bekam. Der Schulstoff war für mich kein großes Problem, das Problem war mein gesundheitlicher Zustand. Es verging in den Sommerferien kein Tag an dem ich mich nicht mit dem Thema Gesundheit auseinandersetzte und es hörte auch nicht auf als die

Schule wieder begann und ich mich abermals in der selben Klasse wie zuvor, nur mit neuen Mitschülern, befand. Ich hatte den ganzen Sommer alles gelesen, was ich in die Finger bekam. Viele Bücher, Artikel, Blogs, Studien und Zeitschriften verschlungen, gesunde Menschen hohen Alters und Sportler befragt, Seminare besucht und jede menge Videos angesehn. All dies tue ich bis heute noch, um auf dem neusten Stand im Bereich Gesundheit und der sich dahinter verborgenen Wissenschaft zu sein.

Nach den Sommerferien fühlte ich mich schon deutlich besser, war spürbar vitaler und fehlte seltener als zuvor. Es war jetzt natürlich nicht so, dass ich völlig fit war und überhaupt nicht mehr fehlte, allerdings merkte ich einen spührbaren Unterschied. Ich konnte dem Unterricht deutlich aufmerksamer folgen, meine Noten besserten sich und ich sah den Arzt immer seltener. Ich wurde von Monat zu Monat immer gesünder und mit ca. 18 Jahren war ich überhaupt nicht mehr krank und schlapp, selbst die Rückenschmerzen verschwanden dank effektiver Übungen. Bis zur völligen Gesundheit dauerte es jedoch noch ca. 1 - 2 Jahre.

Warum erzähle ich Dir das alles?

Nun, ich will dass du verstehst, dass es einen Ausweg aus Deinen gesundheitlichen Problemen gibt und dass ich aufgrund meiner eigenen damaligen schlechten Verfassung, welche ich erfolgreich überwunden habe, Dir mit meinem Wissen bei Deiner weiterhelfen kann. Ich biete Dir mit diesem Buch eine kostengünstige und

schnelle Methode, Deine Gesundheit deutlich zu verbessern bzw. diese wieder zu erlangen.
Ob Du jetzt nur selten, häufiger oder sehr oft krank bist, Du Dich im Alltag schlapp- oder in deinem Körper einfach nicht wohl fühlst - ich weise Dir einen Ausweg aus diesem Teufelskreis.
In diesem Buch werde ich Dir verraten was die Geheimnisse eines gesunden Lebens sind und wie du sie umsetzt. Dabei beziehe ich mich nicht nur auf meine gemachten Erfahrungen und auf mein gesammeltes Wissen, sondern auch auf zahlreiche wissenschaftliche Studien und Artikel, mit denen ich meine Aussagen belegen und unterstützten werde. Ich schreibe also hier nicht irgendeinen Schwachsinn der Dir eventuell gar nicht helfen kann, sondern Informationen die den neusten wissenschaftlichen Erkenntnissen entstammen. Ich fordere dich jedoch trotzdem dazu auf, Dinge zu hinterfragen und bei der Sache zu bleiben, denn wer nicht eigenständig denkt hat schon verloren.

Du bist bei mir gelandet, weil Du gesund, alt und nie wieder krank werden willst, richtig? Du fühlst Dich ab und an antriebslos und plagst Dich in konsequenter Regelmäßigkeit mit den typischen verbreiteten Krankheiten wie grippalen Infekten oder auch Kopfschmerzen, etc. herum? Du willst mit einem klaren Geist und absoluter Vitalität bis ins hohe Alter durchs Leben schreiten und bist bereit deinen bisherigen Lebensstil zu überdenken und zu verändern?

Fallst Du diese Fragen nun mit Ja beantwortet hast, möchte ich Dir herzlichst zu dieser Entscheidung gratulieren. Du hast Dich damit bewusst für eine

Veränderung entschieden, die Dir absolut gut tun wird. Es ist auch gar nicht so schwer die Dinge zu erreichen die Du erreichen willst, Du musst eben nur wissen wie Du es anzugehen hast.
Lasse Dich auf die neuen Dinge die Du von mir erfahren wirst ganz unvoreingenommen ein, integriere mein Wissen in Deinen Alltag und werde gesund, alt und nie wieder krank.

Ich werde Dir genau erklären warum Du bestimmte Dinge machen sollst, was die Theorie dahinter ist und was die Wissenschaft dazu sagt. Wie Du die Schritte durchzuführen hast und was du direkt tun kannst um Deinem Ziel sofort näher zu kommen.

Nehme mich als Deinen Coach an und lasse mich Dich bei der Hand nehmen.
Wenn Du mein Wissen verinnerlichst und dieses auch anwendest, dann verspreche ich dir, dass Du gesund wirst.
Du hast mein Wort!

Viel Spaß und Erfolg wünsche ich Dir dabei.

Kapitel 1:Setze Dir Ziele

Teil 1: Vorwort Zielsetzung

„Der Langsamste, der sein Ziel nicht aus den Augen verliert, geht noch immer geschwinder, als jener, der ohne Ziel umherirrt"

Mark Twain

Ich grüße Dich und heiße Dich zum ersten Kapitel dieses Buches herzlich willkommen. Hier erkläre ich Dir wie Du Deine Ziele in Bezug auf deine Gesundheit, aber auch für andere Bereichen Deines Lebens zu setzen hast, um diese auch zu erreichen. Meine Zielsetzungsmethode ist für jede Art von Zielen geeignet.
Es geht sofort los!

Wenn du etwas erreichen möchtest, ist es extrem wichtig das du Dir konkrete Ziele setzt. Sie helfen Dir, das Beste aus Dir herauszuholen und dein ganzes Potential auszuschöpfen.
Wenn Du dies tust, bist du und bleibst Du aktiv, handelst gezielt und bist automatisch deutlich effektiver; Außerdem ist die Wahrscheinlichkeit, dass Du dadurch Dein Ziel erreichst, um einiges höher als wenn Du planlos deinen Träumen hinterherjagst. Ziele geben Dir eine Richtung vor und diese Richtung ist entscheidend, da man weiß wo man hin will. Hast Du diese Richtung nicht, wirst Du nie bzw. deutlich schwerer den Weg zu dem finden, was Du wirklich suchst.

Desweiteren haben Ziele die man sich setzt eine stark motivierende Eigenschaft. Sie helfen Dir, Deine Ausdauer aufrechtzubewahren und durchzuhalten, auch wenn es mal hart werden sollte.

Du kennst das bestimmt auch, wenn Du am Anfang voller Euphorie an etwas arbeitest und absolut gewillt bist es zu Ende zu bringen, jedoch mit der Zeit Deine anfänglich noch unerschütterliche Motivation anfängt, Stück für Stück abzunehmen und Dich schließlich daran hindert die Dinge zu erreichen, die du Dir vorgenommen hattest. Du gibst auf bevor Du die Sache zu Ende gebracht hast und lässt dir Ausreden einfallen, so wie zum Beispiel dass Du es sowieso nicht schaffen kannst oder die anderen Mitmenschen Schuld sind oder sonst irgend ein Blödsinn. Mit so einer Haltung bringt man es nicht weit und gammelt nur so in den Tag hinein und schwups, schon ist ein ganzes Jahrzehnt um und Du fragst Dich was Du in dieser Zeit eigentlich gemacht hast. So ist es dann auch nicht besonders verwunderlich, dass die meißten Menschen keinen Erfolg haben und unglücklich sind.

Ich habe an mir und an anderen festgestellt, dass bei der nicht-Ausschöpfung des vollen Potentials und der eigenene Talente, sich sehr schnell Unzufriedenheit bei einem Menschen breit macht. Diese Unzufriedenheit schmerzt tausendmal mehr und hält deutlich länger an, als der kurze Schmerz den Du auf Dich nehmen musst, um etwas zu ändern oder zu erreichen. Wenn Du dann das gesetzte Ziel erreicht hast, ist es ein so schönes und erfüllendes Gefühl, welches unbezahlbar ist. Verstehe mich nicht falsch, ich bin ein sehr glücklicher und offener Mensch, der jeden Moment seines gesunden und tollen

Lebens genießt, aber ein Ziel welches man unter absoluter Anstrengung erreicht, wird Dich langfristig gesehen glücklicher und zufriedener machen, als beispielsweise jeder Alkohol-Rausch. Ich sage nicht, das Partys schlecht sind oder Du keine besuchen solltest. Ich sage nur, dass es sich hierbei immer nur um ein kurzzeitiges Glücksempfinden handelt, sonst aber eben nichts.

Innere Zufriedeheit die Du durch das Erreichen Deines gesetzten Ziels erlangst, ist ein Teil der Dich langfristig glücklich macht; und wenn Du glücklich bist, ist das sehr förderlich für deine Gesundheit. Es ist also eine gute Idee, abgesehen von dem Ziel gesund zu sein, sich ein weiteres erstrebenswertes Ziel zu suchen, um dieses mit den gegebenen Kriterien zu definieren, umzusetzen und zu erreichen, damit Du zufriedener und somit gleichzeitig auch gesünder wirst.

Auch die Wissenschaft beweist, anhand von -zig Studien, dass Menschen die sich Ziele setzten erfolgreicher, glücklicher und gesünder leben. Es ist also bewiesen, dass es sich lohnt, sich Ziele zu setzten.

Einer Deiner Ziele ist es gesund, alt und nie wieder krank zu werden - und um dieses Ziel zu erreichen, werde ich Dir in den späteren Kapiteln dieses Buches erklären, wie du das schaffen kannst.

Meine vier Schritte, um jedes Ziel zu erreichen, lauten:

1. Setze Dir ein Ziel
2. Fange sofort damit an, an diesem zu arbeiten
3. Überprüfe deinen Erfolg und korrigiere deine Strategie falls nötig
4. Mache solange weiter bist Du dein Ziel erreicht hast.

Mit dieser Formel bist du in der Lage, jedes erdenkliche Ziel zu erreichen. Zu Beginn interessierst Du Dich für etwas, findest es spannend, es macht Dir Spaß oder Du findest es lukrativ. In deinem Fall ist es so, dass Du gesund bzw. gesünder leben willst, keine Lust mehr auf Arztbesuche hast, ein langes Leben führen willst, etc. Deine Beweggründe, ein bestimmtes Ziel zu erreichen, sind eigentlich recht unerheblich - wichtig ist, dass Du Dein Ziel erreichst! Also setze Dir dieses Ziel nach den weiter unten in diesem Kapitel beschriebenen Regeln.

Du fängst jetzt also sofort, noch während du dieses Buch ließt, mit der Umsetzung deines Zieles an, sprich der Umstellung deines Lebensstil und deiner Ernährungsweise. Ja ich meine wirklich SOFORT und zwar deshalb, weil Du dadurch Dein Ziel direkt fokussierst und es nicht erst auf die Seite legen kannst, so nach dem Motto: „Ich kümmere mich morgen darum, die Zeit rennt ja nicht". Das Problem bei dieser Einstellung ist oft dass die Vorhaben so immer wieder verschoben und deshalb niemals Realität werden.

Nachdem Du also sofort angefangen hast und eine Zeit lang immer weitere Aspekte für ein gesundes Leben berücksichtigt hast, überprüfst Du Deinen Erfolg in Bezug auf Deine Gesundheit, Deine Fitness und Dein Wohlbefinden. Du überpüfst sozusagen, ob Du Dich an die Regeln gehalten hast und was für Probleme aufgetaucht sind. Nach dem Du Deinen hoffentlichen Erfolg überprüft hast und eventuell aufgetretene kleinere Probleme bewältigen konntest, machst Du einfach immer weiter, bis Du dein Ziel erreicht hast – und zwar ohne wenn und aber! Diese Situation ist vergleichbar mit einem Spaziergang: wenn du beispielsweise in den Wald läufst, dann kommt es oft vor, dass Du irgendwann einem umgestürtzten Baum oder einem anderen Hinderniss begegnest. Nun gibst Du ja natürlich nicht auf und denkst Dir „*okay da liegt jetzt ein Baum, ich drehe glaub ich besser wieder um.*" Nein! Du machst einen Schritt zur Seite, gehst an dem Hindernis vorbei und schreitest weiter auf Deinem Weg voran. Genau so ist es bei einer Zielerreichung auch - es werden sich Dir immer Hindernisse in den Weg stellen, Du musst sie nur überwinden und einfach weiter machen. Gib niemals auf, bis Du Dein Ziel letztendlich erreicht hast. Du wirst merken wie Stolz und Glück Deinen gesamten Körper vereinnahmen werden.

Lese jetzt sofort weiter, wie Du Dein Ziel aufbereiten musst, um es zu erreichen.

Teil 2: Verschriftliche Dein Ziel

Die Verschriftlichung Deines Ziels ist wahrscheinlich der wichtigste Punkt in Bezug auf Deine Zielsetzung.

Durch das Aufschreiben wird Dein Ziel konkreter und verbindlicher, außerdem kannst Du Dich so selbst besser kontrollieren. Du kannst z.B sehen, was Du schon alles für Dein Ziel gemacht hast und was Du noch alles machen musst, um es tatsächlich zu erreichen. Deine verschriftlichten Ziele solltest Du Dir mindestens einmal pro Tag, am besten laut, vorlesen - so prägen sie sich gut in das Gehirn ein und werden Dir immer präsent sein.

Durch das Niederschreiben Deines Ziels denkst Du automatisch bereits beim Verfasssen über die Realisieungsschritte nach und darüber wie schön es denn sein wird, wenn Du dieses Ziel erreicht hast. Durch diese Vorgehensweise gibst Du Dir erste Handlungsanweisungen, was extrem wichtig ist, da Du so direkt handlungsorientiert agierst und keine Zeit mehr verlierst, außerdem ist es förderlich für deine Motivation.

Wichtig ist es auch, dass Du Dir einen fixen Zeitpunkt setzt, wann Du ein bestimmtes Ziel erreicht haben willst. Dieser Zeitpunkt darf allerdings nicht zu lange in der Zukunft liegen, da Du sonst im Unterbewusstsein abgespeichert hast, das noch genügend Zeit vorhanden ist und Du so Deine Ziele nicht allzu ernst nimmst und immer wieder aufschiebst. Du setzt Dein Ziel so, dass Du es spätestens in 7 Jahren erreichen kannst, alles darüber hinaus befindet sich zu weit in der Zukunft. Ein besonders guter Tipp ist es hier auch, Deine Ziele Deinen Freunden und Bekannten mitzuteilen, denn je mehr Menschen wissen was Du vor hast, desto besser, denn sie werden Dich ständig danach fragen wie es mit der Erreichung Deiner Ziele denn momentan aussieht. So wirst Du immer wieder an Dein Ziel erinnert und behälst den Fokus, außerdem wirst Du Dich viel mehr anstrengen, da Du Niemanden enttäuschen willst und es auch viel zu peinlich wäre allen erzählen zu müssen, Du hättest Deine davor groß angekünidgten Ziele doch nicht erreicht. Du stehst dann als Großmaul und Laberbacke da und das willst Du natürlich unbedingt vermeiden. Du befindest Dich dann in der typischen *„alles oder nichts"* Situation, es gibt keinen Ausweg mehr, außer Du erreichst das was Du Dir vorgenommen und lauthals jedem kommuniziert hast.

Die enorme Wichtigkeit der Verschriftlichung deines Zieles wurde auch in einer Harvard-Studie bewiesen*. In dieser Studie hatten sich 83% der Studienabgänger keine Ziele für ihre Karriere gesetzt. Das durchschnittliche Einkommen dieser Gruppe wurde als Vergleichsgrundlage herangezogen.
14% der Studienabgänger hatten eine klare Zielsetzung für ihre Karriere, die sie aber nicht schriftlich festgelegt hatten. Ihr durchschnittliches Einkommen lag im Schnitt dreimal so hoch wie das der ersten Gruppe.
3% der Studienabgänger hatten nicht nur klare Ziele für ihre Karriere formuliert, sondern diese auch schriftlich aufgeschrieben. Die Folge: Sie verdienten im Schnitt zehnmal so viel.
Diese Studie zeigt die Wichtigkeit, ein festes Ziel vor Augen zu haben, und im besten Fall dieses auch noch nieder zu schreiben.

Im nächsten Teil geht es darum, wie Du Dein Ziel optimal verfasst.

*http://www.business-netz.com/Selbstmanagement/Ziele-schriftlich-fixieren

Teil 3: Konkretisiere & mache es messbar

Dein Ziel verfasst du konkret und messbar. Es reicht nicht aus wenn Du lediglich aufschreibst dass Du gesund, alt und nie wieder krank werden willst. Dieses Ziel ist das absolut übergeordnete Ziel. Du musst dieses Ziel in mehrere Unterziele herunterbrechen, da es sonst für Dich einfach nicht greifbar genug ist und Du Dir mit der Erreichung Deines Ziels leichter tust, wenn Du es in kleinere Zwischenziele einteilst. Sehe dein Ziel wie einen großen Tempel der erbaut wird. Tag für Tag setzt Du Stein auf Stein aufeinander und es lässt sich schon bald erahnen, was daraus werden soll, bis irgendwann der Tempel fertig ist - Du hast dein Ziel erreicht.

Nimm Dir konkret vor was Du diese Woche, diesen Monat oder dieses Jahr schaffen willst und überprüfe am Ende ob Du es erreicht hast. Sehe Dir in der Mitte des jeweiligen Zeitabschnitts an, wie weit Du mit der Erreichung Deines Ziels bist und was Du noch alles zu erledigen hast, um dorthin zu kommen, wo Du sein möchtest.

Grundsätzlich gesehen würde ich Ziele in sehr kurzfristige, kurzfristige, mittelfristige und langfristige Ziele unterteilen. Ein sehr kurzfristiges Ziel entspricht einem Zeitraum von mehreren Wochen oder Monaten, ein kurzfristiges Ziel sollte über den Zeitraum von einem Jahr erreicht sein, ein mittelfristiges beläuft sich auf einem Zeitraum von 5 Jahren und ein langfristiges Ziel auf 7 Jahre.

Teil 4: Bleibe realistisch

Bleibe bei Deinen Zielsetzungen realistisch! Dein Ziel steckst Du Dir zwar sehr hoch, damit Du über Dich hinauswachsen kannst, allerdings auch nicht zu hoch, da Du sonst unterbewusst denkst, dass Du dieses Ziel sowieso nie erreichen kannst, egal wie viel Du arbeitest. Da Du verhindern willst, im Endeffekt nur frustriert zu sein, überlegst Du Dir ein zwar hochgestecktes, aber dennoch realistisches Ziel.

Vergewissere Dich, dass Du auch im Besitz der nötigen Fähigkeiten, Ressourcen und Kompetenzen bist oder ob Du in der Lage bist, Dir diese anzueignen, um damit Deine Ziele zu erreichen.
Mit einer unrealistischen Zielsetzung meine ich beispielsweise wenn Du Dir vornimmst in einer Woche 10kg Körperfett zu verlieren. Ein solches Ziel ist in so einer kurzen Zeit einfach nicht machbar und deshalb unbrauchbar. Unrealistisch ist es aber genauso, sich Ziele zu stecken auf die man überhaupt keinen Einfluss hat - so hast Du sicherlich schon mal von einem Gewinn im Lotto fantasiert richtig? So ein Gewinn lässt sich allerdings leider nicht planen, geschweige denn steuern, weshalb Du derartige Wünsche in der Strukturierung Deiner Ziele ebenfalls nicht berücksichtigen darfst.

Teil 5: Finde Dein Warum

Dein „Warum" ist der wichtigste Punkt in Bezug auf deine Zielsetzung und rundet das erste Kapitel dieses Buches ab. Du musst Dir also die Frage stellen, warum

Du Dein Ziel erreichen willst. Und deshalb stellst Du Dir diese jetzt auch direkt! Also, warum willst Du dein Ziel erreichen?

Nehme Dir ein wenig Zeit und denke einen Moment darüber nach bevor Du dann weiter liest.

Durch diese Frage bekommt Dein Ziel die nötige Kraft, es auch mit der letzten Funken Konsequenz zu verfolgen. Dein Ziel muss absolut attraktiv und erstrebenswert für Dich sein, da Du sonst nicht den nötigen Willen entwickelst um es Realität werden zu lassen. Der Mensch ist ein Gewohnheitstier, und wenn er sich einmal an eine gewisse Lebens- und Ernährungsweise gewöhnt hat, ist es vor allem anfangs schwer sich umzustellen, deshalb brauchst Du ein großes Warum, welches Dich daran erinnert, weshalb Du dieses Ziel erreichen möchtest. Meine Anleitungen für ein besseres und gesünderes Leben lassen sich am besten umsetzten, wenn Du sie Stück für Stück in Dein alltägliches Leben integrierst, damit Du Dich langsam mit ihnen anfreunden und so nach und nach die schlechten Gewohnheiten ausmerzen kannst. Dieser Prozess wird einige Zeit dauern, das tat es bei mir auch, aber nach einer Weile wird es zur Routine und Du achtest dann einfach unterbewusst ganz automatisch mehr auf Deine Gesundheit. Die Anwendung meiner Tipps sind im Grunde genommen nicht schwer umzusetzen - es ist vielmehr, diese auch mit der absoluten Entschlossenheit immer und immer wieder, jeden Tag anzuwenden um sie Gewohnheit werden zu lassen; es ist also nicht eine Frage der Umsetzbarkeit, sondern mehr der Regelmäßigkeit. Wenn Du aber einmal

in Fahrt gekommen bist, geht garantiert alles viel einfacher.
Eine Rakete verbraucht bei ihrem Start 85% ihres Treibstoffs, später aber deutlich weniger.
Du weißt nun alles was man in Bezug auf eine richtige Zielsetzung beachten muss, also fange jetzt sofort an!
Um Deinem Ziel nun sofort näher zu kommen, holst Du Dir JETZT ein Blatt Papier und einen Stift und schreibst JETZT Dein Ziel mit Berücksichtigung der gegebenen Anweisungen auf!
Lasse Dir dabei Zeit!

Du liest im nächsten Kapitel wieder von mir, bis später.

Kapitel 2: Stelle Deine Ernährung um

Teil 1: Analysiere Deine Ist-Situation

So Du hast jetzt Dein Ziel nach meinen Anweisungen verfasst und bist völlig motiviert dieses auch umzusetzen, richtig?

Ich gehe mal von einem lauten und deutlichen „ Ja " aus. Dann gehst Du jetzt zum nächsten Schritt über. Dieser wird Dir zwar nicht sonderlich gefallen, da Du damit jetzt nichts Konkretes an Deiner Gesundheit veränderst - trotzdem ist dieser Schritt unabdingbar und ich rate Dir, keinen Teil meines Buches zu überspringen, da ich sonst nicht garantieren kann dass Du Dein Ziel auch erreichst.

Wie Du schon dem Untertitel entnehmen kannst, führst Du nach Beendigung dieses Kapitels eine Analyse Deiner Ist-Situation in Bezug auf Deine Ernährung durch. Es ist von absoluter Wichtigkeit dass Du Deine Anfangssituation analysierst und reflektierst, da Du nur so einen Überblick über Deine Ernährungsweise erlangst und danach auch weißt, was Du verändern willst und musst, um gesund zu werden und dies dann auch bis zu Deinem Lebensende zu bleiben. Wenn Du dies nicht tust, wirst Du eben auch nicht erfahren auf was konkret Du eingehen sollst und somit verändern musst und welche Aspekte Du unverändert lassen kannst, da Du sie ja schon ohnehin gut umgesetzt hast.

Führe also jetzt eine Analyse Deiner Ist-Situation durch, schreibe Dir auf, was und zu welchen Zeiten Du in der Regel isst. Isst Du eher abwechslungsreich, eher fettig oder viele Kohlenhydrate? Isst Du wenig Kohlenhydrate, viel Proteine oder eben eher weniger Proteine? Diese Fragen musst Du Dir stellen und anschließend beantworten um Dich selbst erfolgreich zu analysieren. Gehe einen normalen Tag von Dir durch, schreib alles auf was und wann Du für gewöhnlich an Nahrung zu Dir nimmst. Fange damit jetzt sofort an!

Teil 2: Ernähre Dich richtig

Du hast jetzt eine Selbstanalyse Deiner Ist-Situation in Bezug auf Deine Ernährung durchgeführt. Du weißt also, welche Lebensmittel Du zu Dir nimmst und zu welcher Uhrzeit. Du bist nun in völliger Kenntnis über Deine Ernährungsgewohnheiten, Deiner Ernährungsweise und über Deine favorisierten Geschmacksrichtungen.
Du bist jetzt bereit für ein gesundes Leben, ein völlig neues Körpergefühl und einer nachhaltigen Veränderung Deiner Ernährung, selbst wenn es am Anfang schwer werden kann!

Seitdem ich mich intensiv mit meiner Gesundheit beschäftigt habe, bin ich recht schnell auf das Thema vegane Ernährung gestoßen. Schon einmal vorab, damit Du Bescheid weißt - ich ernähre mich selber bis auf ein paar wenige Ausnahmen komplett vegan. Du brauchst Dir aber jetzt keine Sorgen zu machen und Dir denken, dass ich auch so jemand bin, der andere Leute verteufelt, wenn sie viel Fleisch essen, Lederschuhe tragen oder sonst irgendwelche tierischen Produkte im Übermaß konsumieren. Noch bin ich jemand, der Barfuß und mit langen Haaren durch die Stadt läuft und sich gegen die Missstände in der Massentierhaltung einsetzt - obwohl ich ebendiese Leute, die sich für solche Themen engagieren, doch zutiefst bewundere und deren Arbeit für eine sehr wichtige und ehrenwerte halte.

Ich bin einfach nur jemand, der gesund leben will und auf seine Erfahrung und vor allem auf wissenschaftliche und logisch nachvollziehbare Erkenntnisse zurückgreift. Mich könnte man also als einen egoistischen Gesundheitsfanatiker bezeichnen, obwohl die Worte „egoistisch" und „Fanatiker" irgendwie doch negativ behaftet sind. Das ist aber jemanden, der sich solange mit den verschiedensten Krankheiten herumgeschlagen hat, allerdings ziemlich egal. Ich will einfach so gesund bleiben, wie ich es jetzt bin und plump gesagt, so alt wie möglich werden.

Wieso auch nicht? Wenn ich körperlich und geistig fit bin. Wenn ich glücklich und erfüllt bin und das Leben genieße.
Weshalb sollte ich dann nicht lange Leben wollen? Du und Ich haben das uneingeschränkte Recht dazu!

Das ich mit meiner Ernährungsweise verhindere das Tiere für mich gequält und getötet werden und ich meine persönliche Klimabilanz wenigstens ein bisschen verbessere (ich habe ein Auto, versuche aber auf ein Fahrrad umzusteigen), ist mit Sicherheit nicht schlecht, allerdings soll der Schutz unserer Umwelt nicht das primäre Thema in diesem Buch sein.

Hier dreht sich alles in erster Linie um Dich und Deine Gesundheit. Du und Deine Gesundheit sind die Intention dieses Buches.

Bei meiner Ernährungsweise leide ich keinen Hunger, und kleinere Sünden sind auch bei einer veganen Ernährung natürlich absolut erlaubt. „Fehltritte", wie Chips oder vegane Schokolade sind überhaupt kein Tabu. Du musst Dich, im Vergleich zu einer konventionellen Ernährungsweise, also nicht in geschmacklichen Verzicht üben.

Die Zeiten in denen es nicht genügend vegane Ersatzprodukte gab sind schon lange vorbei, es kommt definitiv nicht zu Langeweile auf dem Teller.

Du kannst eine vegane Ernährung sehr abwechslungsreich und lecker zubereiten, die Möglichkeiten für Dich sind hier völlig offen.

Zu dem Thema, dass viele vegane Ersatzprodukte teilweise doch aufgrund ihrer künstlichen Herstellung ungesund sein können, verliere ich später noch ein paar Worte.

Es handelt sich bei meiner Ernährung um sehr einfache, kostengünstige und schnell zuzubereitende Gerichte. Dazu kommt, dass ich einen großen Teil meiner Mahlzeiten überhaupt nicht koche, da dadurch die Lebensmittel viele wichtige Vitamine und Nährstoffe verlieren.

Die zwei größten Vorteile meiner Nahrung sind zum ersten, dass Du Dich immer satt essen kannst, demnach nicht hungern musst und trotzdem an Körperfett verlieren kannst. Der zweite Vorteil liegt darin, dass es sich wissenschaftlich erwiesen um die gesündeste Ernährung der Welt handelt und eine große Rolle in Bezug auf ein sehr langes und gesundes Leben spielt!

In diesem Teil geht es darum, dass Du dich richtig ernährst und wie Du das am besten machst.
Was ist denn jetzt aber die richtige Nahrung für Deinen Körper?

Nun, wie Du bereits mitbekommen hast, ernähre ich mich komplett vegan und halte diese Art der Ernährung folglich für die beste. Warum das so ist, werde ich Dir erklären.

Du kannst natürlich frei entscheiden wie Du Dich ernähren willst und hast dementsprechend einen großen Einfluss auf Deine Gesundheit. Das Problem in unserer Gesellschaft ist jedoch, dass die meisten Menschen ein gefährliches Halbwissen über eine gesunde Ernährung haben. Sie haben irgendwo Mal etwas gelesen oder gehört, machen jede Diät die gerade im Trend liegt mit und folgen dem Strom. Keiner weiß ganz genau was denn nun eine gesunde Ernährung wirklich ist. Diese Tatsache schlägt sich allgemein in einen faktisch vorhandenen schlechten gesundheitlichen Zustand der in unserer heutigen Gesellschaft lebenden Mitglieder nieder. Die Zahlen der Menschen die an Krebs, Diabetes, Herzinfarkt etc. sterben steigen in Deutschland und der ganzen Welt stetig an.

Es werden uns Geschichten aufgebrummt, dass die übliche Ernährung die ideale sei oder das Gesundheit kaum bis nichts mit einer gesunden Ernährung zu tun habe. Den letzten Teil des Satzes kannst Du aus Deinem

Kopf direkt streichen. Du wirst nicht gesund, wenn Du dich nicht gesund ernährst - Punkt!
Der weit verbreitete schlechte gesundheitliche Zustand der Menschen zeigt, dass etwas in unserer Gesellschaft ganz eindeutig falsch läuft.

Es gibt nun unzählige Ernährungsarten die außerordentlich gesund sein sollen. Da gibt es zu beispielsweise die Trennkost, die ayurvedische Ernährung, die Ernährung nach den 5 Elementen, und so weiter und so fort. Um die richtige Ernährung herauszufinden musst Du vor allem eines tun: nachdenken. Fangen wir doch auf der Suche nach der für Deine Gesundheit richtigen Ernährungsweise am besten damit an zu überlegen, was eine richtige Ernährung nun so richtig macht.

Vielleicht können wir uns auf folgende Eigenschaften, die eine richtige Ernährung zu erfüllen hat, einigen:
Eine richtige Ernährung ist die für den Menschen und dessen Gesundheit die optimale Ernährungsweise. Es handelt sich hierbei um eine Ernährung, die dem Organismus all das gibt, was er benötigt.
Diese Ernährung muss so sein, dass man bei eventueller Krankheit schnellstmöglich wieder gesund wird und bei völliger Gesundheit dauerhaft gesund bleibt.

Die erste Frage, die Du Dir in Bezug auf eine wirklich gesunde Ernährung stellen musst ist die, ob es das Produkt ohne die Lebensmittelindustrie geben würde oder nicht. Falls dem nicht so ist, gehört das Produkt nicht in eine gesunde Ernährung oder Du musst es so zubereiten, dass es dann letztendlich doch wieder gesund ist. Chips beispielsweise werden industriell hergestellt und bestehen meistens aus Kartoffelpulver, welches mit billigem Öl frittiert und mit Farbstoffen und Geschmacksverstärkern bearbeitet wird. Kurz gesagt, ohne die Lebensmittelindustrie gäbe es die in einem Supermarkt stehenden Chips nicht und deshalb gehören sie nicht zu einer gesunden Ernährung.

Wenn Du jetzt aber Chips selber herstellen willst, sprich Bio- Kartoffeln in Scheiben schneidest, sie backst und mit einem hochwertigen Pflanzenöl, Himalaya Salz und tollen Kräutern und Gewürzen zubereitest, können diese zu einer gesunden Ernährung beitragen.

Um einen tieferen Einblick in eine gesunde Ernährung zu bekommen, müssen wir uns nur in der Tierwelt umsehen. Tiere in der freien Wildbahn wissen instinktiv, was für sie an Nahrung gut und richtig ist. Wir Menschen haben diesen Instinkt schon lange verloren. Jedes Tier ernährt sich seiner Art und seiner Veranlagung entsprechend, ohne sich Beratung bei jemandem zu holen.
Es ernährt sich so, wie es für seine Art natürlich ist. Oder hast Du schon Mal einen Adler gesehen der auf einem Apfelbaum sitzt und sich an dessen Früchten labt?

Diese instinktiv vorgegebene Nahrung scheint auch die beste zu sein, da sich die Tiere in der Regel bei ausreichendem Nahrungsangebot einer tollen Gesundheit erfreuen. Es gibt keine Tiere in der Wildnis die übergewichtig sind, Karies haben oder an Krebs etc. sterben.

Der bloße Körper eines Wesens zeigt uns bereits wie es sich seiner Art entsprechend gesund zu ernähren hat.

Maden, Käfer etc. kann der Mensch sich in der Natur problemlos holen, bei Nieder – oder Großwild wird es sehr schwierig, da hierfür die passende Ausrüstung fehlt. Der menschliche Geruchssinn reicht einfach nicht aus, er sieht in der Nacht viel zu schlecht, ist viel zu langsam und hat keine Reißzähne um sich von größeren Tieren ernähren zu können.
Wir können uns nicht mit Raubtieren vergleichen und uns auch nicht so ernähren, wenn wir gesund und lange leben möchten. Der Vergleich mit dem alles fressenden Schwein hinkt auch, da dieses in der Natur auch nur Würmer und Käfer an Fleisch zu sich nimmt und keine größeren Tiere frisst.

Wenn wir uns zumindest in Teilen mit einem Tier vergleichen können, dann ist das mit Sicherheit der Schimpanse. Wir haben zwar kein Fell und unterscheiden uns noch in weiteren zahlreichen Kriterien, allerdings macht ein Vergleich zu einem Schimpansen deutlich mehr Sinn als mit einem Schwein.
Wir haben beispielsweise das gleiche Verdauungssystem und ein ähnliches Gebiss. Schon alleine anhand dieser Merkmale können wir davon ausgehen, dass die Nahrung die ein Schimpanse zu sich nimmt uns deutlich besser tut als beispielsweise die eines Wolfes.

Was frisst ein in der Wildnis lebender Schimpanse also den ganzen Tag?

Er ernährt sich hauptsächlich von zwei Nahrungsmitteln:

Zu ca. 50% frisst er Wildfrüchte, zu 40% Blätter, Wildpflanzen und Blüten. Die restlichen 10% seines Nahrungsbedarfs deckt er mit Samen, Rinden, Insekten, Eiern und kleinen Säugetieren ab. Wenn man diese Ernährungsweise nun auf den Menschen überträgt, dann ergibt sich eine für den Menschen optimale Nahrung bestehend zu 50% aus Früchten, zu 40% aus Blattgemüse, Kräutern und Wildpflanzen, zu 8% aus Nüssen und Ölsaaten und zu 2% aus Fleisch.

In der Nahrung des Schimpansen fehlen Getreide und Milch komplett. Er konsumiert also kein Brot, Kuchen, Pizza, Käse, Sahne etc. Fleisch nimmt er nur in sehr kleinen Mengen zu sich. Der Schimpanse weiß instinktiv, dass diese Lebensmittel schlecht für ihn sind, genauso schlecht wie sie auch schlecht für Dich und mich sind. Getreide in geringen Mengen hat genauso wie geringe Mengen an Fleisch keine großen negativen Auswirkungen auf die menschliche Gesundheit, allerdings ist es so, dass die Nahrung unserer heutigen Gesellschaft zu einem großen Teil aus Getreide, -produkten und Fleisch besteht. Getreide wird bei der Verarbeitung hoch erhitzt und mit einer Reihe an künstlichen Zusätzen bearbeitet. In Brot sind beispielsweise Backhilfsmittel, Antischimmelmittel, Phosphate, Aromen und eine ganze Menge anderer schädlicher Stoffe enthalten. Getreide ist zwar schon seit 10.000 Jahren Bestandteil unserer Ernährung, betrachtet man allerdings die ca. 2,5 Mio. jährige Anwesenheit der Menschen auf dem Planeten Erde, sind 10.000 Jahre doch relativ gering und, ganz nebenbei erwähnt, macht ein „langer" Anwendungszeitraum das Getreide noch lange nicht zu einem gesunden Nahrungsmittel. Hoch verarbeitetes Getreide kann man getrost als Füllstoff und nicht als Nahrungsmittel bezeichnen, da es sehr praktisch ist um viele Menschen möglichst schnell satt zu machen. In großen Mengen produziert, entsteht aus dem Getreide – das mit Hilfe von Kunstdünger und Pestiziden erzeugt wurde - zu einem großen Teil Weißmehl, welches kaum noch Nährstoffe beinhaltet. Es macht Dich zwar satt, aber auch krank und ist somit absolut unbrauchbar.

Kleinere Mengen von gekeimten Getreide können zu einer gesunden Ernährung allerdings sehr wohl beitragen, daraus lassen sich gesunde Müslis und Brote herstellen. Hierbei musst Du darauf achten, dass diese Produkte aus biologischer Landwirtschaft stammen. Getreidesorten wie Dinkel, Emmer, Wildroggen, Gerste etc. sind hier zu empfehlen, da diese nicht so stark überzüchtet wurden wie beispielsweise Weizen.

Milch gehört ebenfalls nicht zu einer gesunden Ernährung. Milch ist absolut vorteilhaft, allerdings nur für das Neugeborene der entsprechenden Art. Kuhmilch ist dazu da, Kälber zu ernähren, Menschenmilch ist dazu da Menschenbabys zu ernähren. Milch ist artspezifische Babynahrung. Kuhmilch hat in der Nahrung von Menschen nichts zu suchen, sie ist pures Gift für den menschlichen Organismus. Mittlerweile ist diese Tatsache auch schon in den Köpfen der Menschen angekommen, da in letzter Zeit zahlreiche Artikel und Publikationen über die schädlichen Auswirkungen von Milch auf den menschlichen Organismus veröffentlicht wurden und im Internet zu finden sind.

Fleisch, in den großen Mengen wie es der Mensch zu sich nimmt, ist nicht minder schädlich. Der Mensch begann damit, größere Tiere zu jagen, als er in eine Notsituation geriet. In unwirtlichen Regionen gab es nicht genügend Optionen gegenüber einem massiven Fleischkonsum. Der Mensch wurde also erfinderisch und entwickelte Pfeil und Bogen. Fleisch ist also als Notnahrung zu sehen, welche dem Menschen half in Schnee und Eis zu überleben. Wenn Du Fleisch konsumieren willst, dann bitte nur in kleinen Mengen und nur Bio- Fleisch, da dieses wenigstens etwas weniger ungesund ist.

Der Mensch ist das einzige Lebewesen auf diesem Planeten welches sein Essen kocht. Die Tiere im Zoo fressen ihre Nahrung frisch und roh. Weshalb gibt man denn dann nicht wenigstens den uns so ähnlichen Menschenaffen keinen gekochten Braten oder gebackenen Kuchen mit Schlagsahne?
Nun, das ist deshalb der Fall, weil Zoobesucher ja gesunde und agile Tiere sehen wollen, welche schlank sind, sich geschmeidig bewegen und ein volles, glänzendes Fell haben - nicht Tiere die übergewichtig sind, nur rumliegen und struppiges, glanzloses Fell haben. Tiere die krank und unbeweglich sind taugen nicht gerade als Publikumsmagneten.

Lebensmittel welche über 40 bis 50 Grad erhitzt werden, verlieren ihre Lebenskraft. Enzyme und Vitamine werden so zerstört und gesunde Fette denaturiert, sodass sie nicht mehr ihre eigentliche Funktion ausüben können: dich gesund zu erhalten.

Der Mikrobiologe Dr. Robert Young forschte als einer der wenigen über das Thema Rohkost. So maß er die Schwingungen von diversen Lebensmitteln und verglich diese Werte mit den Werten gesunder Organe eines gesunden Menschen. Die Schwingungsfrequenz eines gesunden Menschen lag bei 70 Megahertz, wobei die von Krebsgewebe bei 40 Megahertz lag.

Er stellte fest, dass eine Zelle zu sterben beginnt, wenn sie einen Wert von unter 40 Megahertz erreicht. Bei Hühnerfleisch und Hamburgern stellte sich ein Wert von 3-5 Megahertz heraus. Frisches grünes Gemüse wurden Werte von mindestens 70 Megahertz festgestellt. Heißt also für Dich, dass dieses lebendige, frische Gemüse wie Karotten, Blattgemüse etc. sich deutlich besser für den Erhalt oder die Heilung des menschlichen Organismus eignet, als eben Hühnerfleisch und Hamburger. Lebensmittel die keine Lebenskraft besitzen, können auch keine weitergeben.

Füge Deiner Ernährung mehr frische durch naturbelassene Früchte, Salate und Gemüse bei, mehr Energie kann so in jede Deiner Zellen fließen. Du wirst Dich deutlich lebendiger fühlen.

Wenn Du Dich nochmals an den Menschaffen und seiner Nahrung zurück erinnerst, dann fallen Dir bestimmt auch die Unmengen an grünen Blättern und Grünpflanzen darin wieder ein. Der moderne Mensch isst im Verhältnis zu seinem Körpergewicht im Durchschnitt extrem wenig grünes Blattgemüse. Der Menschenaffe hüpft bis ins hohe Alter von Baum zu Baum, der moderne Mensch dagegen leidet beim älter werden an zahlreichen chronischen und akuten Zivilisationskrankheiten.

Der in einer Pflanze enthaltene grüne Farbstoff nennt sich Chlorophyll. Dieses Chlorophyll kommt in den Blättern vor und versorgt die Pflanze mit Energie. Es unterscheidet sich lediglich durch nur ein einziges Element vom menschlichen Blut: Das menschliche Blut-Molekül hat in seiner Mitte Eisen, das Chlorophyll-Molekül trägt in seiner Mitte jedoch Magnesium.

Mit der Hilfe von grünen Pflanzenteilen (eben Blattgemüse) kannst Du innerhalb von einigen Wochen Dein Blut in Spitzenqualität verwandeln.

Dein Blut ist deshalb so wichtig, da es sich hierbei um Dein *„flüssiges Organ"* handelt, ohne welches Du nicht überleben könntest. Dr. Young sagt, dass Blutzellen alle anderen Körperzellen wie Hautzellen, Knochenzellen, Leberzellen, Darmzellen usw. aufbauen. Laut Dr. Young hat allerdings nur jeder 100.000ste Mensch gesundes Blut, und wer kein gesundes Blut hat, kann auch keinen gesunden Körper aufbauen. Das Bedeutet also, dass die von Dir verzehrte Menge an grünem Gemüse nicht nur die Qualität Deines Blutes beeinflusst, sondern auch die Deines ganzen Körpers.

Blattsalate, grünes Blattgemüse wie Spinat, Mangold, Grünkohl, Petersilie oder das Blattgrün von Rettichen und Kohlrabi sind geeignete Pflanzen für Deine Gesundheit. Das Beste in Bezug auf Mineralien- und Vitalstoffe sind Wildpflanzen. In Sachen Kraft und Lebensenergie macht den fast unausrottbaren Pflanzen wie beispielsweise Löwenzahn, Giersch, Weißer Gänsefuß oder Brennnessel keiner was vor. Nimmst Du diese Pflanzen zu Dir wird sich ihre Lebenskraft auf Dich übertragen.

Da es unsere hektische Gesellschaft immer häufiger so mit sich bringt, hast Du eventuell des Öfteren keine Zeit Dir jeden Tag frisches, grünes Gemüse vorzubereiten. Um dennoch nicht auf seine gesunden Eigenschaften verzichten zu müssen, kannst Du beispielsweise auf Bio-Weizengras-Pulver zurückgreifen, welches man fast als eine konzentrierte Form davon ansehen kann. Dieses mixt Du zusammen mit immer unterschiedlichen Früchten Deiner Wahl und kannst es dann als Smoothie genießen.

Das entscheidende an unserer schlechten Ernährung ist ganz einfach, dass wir Menschen zu viele schädliche Dinge konsumieren und im Gegenzug zu wenig nützliche Dinge zu uns nehmen. Der erste Schritt Richtung gesunder Ernährung liegt also darin, die schädlichen Dinge nach und nach auszuselektieren.

Lebensmittel, die Du für eine gesunde Ernährung meiden musst:

- Fleisch, Fisch und Produkte die daraus resultieren
- Milch und Milchprodukte
- Snacks wie z.B. Kuchen , Chips
- Zucker, Zuckeraustauschstoffe und Süßstoffe
- Ungekeimtes Getreide, Getreide welches stark erhitzt wurde und die Produkte die daraus resultieren
- Künstliche Lebensmittelzusatzstoffe, welche in einer Vielzahl in beispielsweise Fertiggerichten enthalten sind
- Kochsalz (ist nur in großen Mengen und in schlechter Qualität schädlich)

- Koffein und Alkohol
- Minderwertige Öle und Fette (z.B. solche die nur einen geringen Anteil an gesunden ungesättigten Fettsäuren haben, oder auch Transfettsäuren)
- Gemüse und Obst aus konventioneller Landwirtschaft

Sobald Du die schädlichen Lebensmittel aus Deiner Ernährung gestrichen hast, geht es nun daran ihr die gesunden Lebensmittel beizufügen.

Lebensmittel, die Du für eine gesunde Ernährung brauchst:

- Wildfrüchte
- Wildpflanzen, grünes Blattgemüse, Kräuter
- Biologische Lebensmittel (aus gesundheitlicher, aber auch ethisch / moralischer Sicht einfach besser)
- Hochwertige pflanzliche Öle, allerdings nur in geringen Mengen
- Nüsse, Ölsaaten und gekeimte Samen
- Algen (z.B. Arame, Hijiki)
- Hochwertiges Kristall- oder Steinsalz (Himalayasalz oder welches ohne Zusatz von Trennmitteln)
- Reines sauberes Wasser und Kräutertees

Um die Umgewöhnungsphase für Dich etwas leichter zu gestalten, kannst Du folgende Produkte durch ihre gesunden Varianten substituieren:

- Teigwaren kannst Du hervorragend durch Hirse und Quinoa ersetzten
- Statt Zucker verwendest Du Agavendicksaft, Ahornsirup und schwarze Melasse
- Milchprodukte werden durch Sojadrinks, Sojayoghurt, Sojasahne, Mandel-und Kokosmilch ersetzt
- Tofu, Soja-Burger, -bratlinge etc. lassen den Konsum von tierischem Fleisch der Vergangenheit angehören (achte hierbei auf die Inhaltsstoffe der veganen Ersatzprodukte, da diese oftmals viele künstliche Zusatzstoffe enthalten)

Wenn Du Dich so ernährst, ernährst Du Dich absolut basisch mit Ausnahme der Sojaprodukte.

Kurz gefasst: Eine gesunde Ernährung verzichtet auf Fleisch, Milch und Zucker und geht mit der Verwendung von Getreide und Ölsaaten sehr sparsam um. Stattdessen sind mehr Obst, Gemüse und Salat, insbesondere grünes Blattgemüse, ein absoluter Muss. Wann immer Du die Wahl hast, entscheide Dich für die frischen und naturbelassenen Lebensmittel. Wenn Du Dinge kochst, dann bitte nur kurz und schonend.

Wenn Du kein Obst vertragen solltest, dann liegt das nicht daran, dass Obst unverträglich ist, sondern daran, dass Dein Verdauungssystem voller Schlacken und Rückstände, durch den jahrelangen Verzehr ungesunder Nahrung ist.

Obst hat die tolle Eigenschaft den Körper immer zu reinigen, dies kann vorübergehend - wie alle Reinigungsreaktionen des Körpers - zu kurzfristigen Unannehmlichkeiten führen. In diesem Fall ist eine

Darmreinigung angemessen, die dafür sorgt, dass der "Müll" aus Deinem Verdauungssystem entfernt wird.

Nach dem Du Deinen Darm befreit hast, verträgst Du Obst wieder tadellos.
Ein Punkt beim Obstverzehr muss aber noch beachtet werden - und zwar der, dass Obst innerhalb von 30-45 min verdaut wird. Die Verdauung von Gemüse oder sonstigen Lebensmittel dauert deutlich länger. Deshalb muss man beachten, dass Obst immer vor der eigentlichen Mahlzeit und nicht als Dessert gegessen wird, da das Obst in Deinem Magen sonst anfängt zu gären.

Wenn Du am frühen Morgen aufstehst musst Du nicht unbedingt etwas essen, sondern iss erst dann etwas, wenn Du Appetit verspürst, da der Körper sich automatisch meldet wenn er etwas braucht - das ist biologisch so vorgegeben. Optimal wäre es, wenn Du zumindest ein Glas Wasser oder Tee (Ingwertee, Kräutertee etc.) nach dem Aufstehen zu Dir nimmst. Auf Kaffee solltest Du am Morgen, aber auch generell, verzichten da es nicht gut für deinen Körper ist.
Wenn Du es magst süß zu frühstücken sind Dir mit Hilfe von diversen Früchten, Fruchtsalaten und basischem Müsli keine Grenzen gesetzt. Diese Müslis aus biologischen Zutaten, sind zucker- und getreidefrei, damit enthalten sie auch kein Gluten, und eignen sich besonders dafür, wenn Du am Morgen keine Zeit hast und Dich trotzdem gesund ernähren willst.

Falls Du auf Toast mit Marmelade stehst, besorge Dir das Toast aus dem Bioladen, da dieses frei von künstlichen Lebensmittelzusatzstoffen ist.
Die Marmelade machst Du ganz einfach selbst. Mixe hierfür ganz einfach Früchte Deiner Wahl mit etwas Fruchtsaft und Ahornsirup zusammen und stelle es über Nacht in den Kühlschrank und zack, hast Du gesunde und leckere Marmelade.
Darüber hinaus findest Du mittlerweile in fast jedem Supermarkt süße als auch herzhafte vegane Aufstriche.

Wenn Du es bei Deinem Frühstück hingegen etwas herzhafter magst, sind ein Salat oder gedämpftes Gemüse mit einer Creme aus Avocado und frischen grünen Gartenkräuter optimal, dann noch ein bisschen Weizenkeimöl über das Ganze und Du bist bestens versorgt. Weizenkeimöl hat von allen pflanzlichen Ölen das meiste Vitamin E. Dieses wirkt antioxidativ, stärkt das Immunsystem und vernichtet freie Radikale, damit sorgt es auch für einen verzögerten Alterungsprozess.
Wenn Du bei Brot auf Nummer sicher gehen willst was die Inhaltsstoffe anbelangt backe dieses einfach selber, als Wurstersatz dient Tofu-Aufschnitt, den es in allen Varianten im Bioladen zu kaufen gibt. Der nächste Schritt ist dann, selbst auszuprobieren und Gemüsesorten zu mixen, nach Belieben zu würzen und so als Aufstrich zu verwenden.

Wenn Du auch hauptsächlich nur gekochtes Essen, viel Getreide- oder Milch und Milchprodukte konsumierst, kann es häufig zu Unpässlichkeiten kommen, welche Du bei der Beachtung einer richtigen Kombination der Lebensmittel beseitigen kannst.

Achte vor allem auch darauf, dass Du Dir, gerade im Fall eines anfälligen Magen-Darm Trakts, genügend Zeit mit der Verdauung Deiner eingenommenen Mahlzeiten lässt. Halte Dir also genügend Zeitabstände zwischen Deinen Mahlzeiten, um Gärprozesse, Fäulnis- und Pilzbildung zu vermeiden.

Als Grundregel für das erlangen von eventuell abhanden gekommener Gesundheit gilt langfristig gesehen: Erhöhe den Anteil frischer, naturbelassener und veganer Lebensmittel so lange, bis Deine Gesundheit zurückgekehrt ist. Wenn Du das tust, garantiere ich Dir, dass Du gesund wirst!
Unsere Nahrung kann nur dann richtig verdaut werden, wenn Du diese in der richtigen Reihenfolge konsumierst. Das heißt, je schneller ein Produkt verdaut wird, desto eher musst Du dieses vor allen anderen Produkten essen. Dies ist sehr wichtig, da sich die Nahrung im menschlichen Magen nicht miteinander vermischt sondern sich Schicht für Schicht absetzt – und zwar in der Reihenfolge wie sie gegessen wird. Somit kommt es vor, dass schnellverdauliche Produkte auf langsam verdauliche liegen bleiben und anfangen vor sich hin zu gären, was dann zu Verdauungsproblemen führt.

Früchte werden am schnellsten verdaut, dann kommt Gemüse, dann stärkehaltiges wie Reis oder Kartoffeln, dann fetthaltige Lebensmittel wie beispielsweise Käse. Am langsamsten wird Fleisch verdaut.

Merke Dir also, je fett- und proteinhaltiger ein Produkt ist, desto langsamer wird es verdaut. Wenn Du zum Beispiel eine Mahlzeit bestehend aus Fleisch, Reis, Salat,

Käse und Früchten essen willst, dann musst Du für die richtige Reihenfolge erst die Früchte, dann den Salat, dann den Reis, anschließend den Käse und dann das Fleisch essen. Mit dieser Reihenfolge vermeidest Du Blähungen, Sodbrennen, Müdigkeit und jede Menge anderer Unannehmlichkeiten. Auf diese Weise liegen die jeweils langsamer verdaulichen Lebensmittel auf den schneller verdaulichen, alles wird also der Reihe nach in den Darm weitergeleitet.

Es ist völlig klar das Du Dich an diese Reihenfolge nicht immer halten kannst, beispielsweise bei Geschäftsessen oder Feierlichkeiten kann es schon Mal passieren, dass Du zu sehr abgelenkt bist und/oder nicht mit Deiner *"merkwürdigen"* Herangehensweise wie Du zu essen pflegst, auffallen möchtest. Bei solchen Ausrutschern lohnt sich eine Kurz-Reinigung. Hierbei nimmst du vor dem schlafen gehen zwei gehäufte Löffel Mineralerde zusammen mit einem Glas Wasser zu Dir. Am nächsten Morgen trinkst Du noch einen Entgiftungscocktail, der aus einem Teelöffel Flohsamenschalenpulver und wieder zwei Löffeln Mineralerde besteht, diese Produkte verrührst Du in einem Glas Wasser und trinkst es schnellstmöglich runter. Die Mineralerde sorgt dafür, dass die durch die Verdauung unnatürlicher Nahrungsbestandteile wie tierische Eiweiße, Alkohol, Säuren und Giftstoffe absorbiert werden und Gärprozesse die durch Zucker verursacht wurden gelindert werden. Die Flohsamenschalen tun ihr übriges und schaffen die in der Mineralerde verpackten Giftstoffe und Säuren schnellstmöglich wieder hinaus, so dass ein Ausrutscher ohne gravierende Folgen bleibt. Ein Ausrutscher sollte

und muss allerdings auch ein Ausrutscher sein, Du darfst diesen nicht zur Gewohnheit werden lassen.
Ich weiß das alles klingt jetzt erst Mal ein bisschen viel und kompliziert, allerdings ist es das erstens gar nicht und mit der Zeit wirst Du ganz automatisch auf solche Dinge achten, glaub es mir.

Falls Du Dich jetzt auch fragst wie Du jemals ohne Fleisch, ohne Käse, ohne Milch und Joghurt leben und glücklich werden kannst, lasse Dir gesagt sein, dass gesunde Ernährung auch in keinster Weise mit Verzicht zu tun haben muss, sondern in kleinen Mengen und nicht zu oft alles erlaubt ist. Das einzige auf was Du verzichten wirst ist auf die früher oder später bei einer „normalen" Ernährungsweise auftauchenden chronischen oder regelmäßig wiederkehrenden akuten Erkrankungen.
Durch Deine neue, gesunde Ernährungsweise erlangst Du neue Energie, ein neues Körpergefühl und einen klaren Geist. Die Vorteile der neuen Ernährungsweise werden so überragend sein, dass Du Dich ärgern wirst, weshalb Du nicht schon viel früher den Weg einer wirklich gesunden Ernährung eingegangen bist.

Meinen Erfahrungen nach zu urteilen, bin ich der 100 prozentigen Überzeugung, dass Du Dich gesund essen kannst, obwohl viele Wissenschaftler der Meinung sind (kein Scherz), dass es keinen Zusammenhang zwischen der körperlichen Gesundheit eines Menschen und seiner Ernährungsweise gibt. Diese Wissenschaftler veröffentlichen allerdings auch Studien, die von der Pharmaindustrie finanziert werden. Diese Studien sind nicht unabhängig und auch nicht ernst zu nehmen und sollten für Dich keine Relevanz haben. Glaube auch grundsätzlich keine „*Gesundheitsinformationen*" die aus der TV – Werbung stammen. Du musst nämlich bedenken, dass die Pharmaindustrie in Form eines Pharmavertreters nicht nur in regelmäßigen Abständen bei Deinem Arzt des Vertrauens präsent ist, um diesen anzuhalten mehr Medikamente zu verkaufen, sondern auch in Form von Werbung in fast allen Medien mit denen Du tagtäglich konfrontiert bist und sich so in Deinem Unterbewusstsein verankern.

Ich stelle jetzt also die Frage: „Gibt es einen Zusammenhang zwischen dem gesundheitlichen Zustand eines Menschen und seiner täglichen Ernährung oder hat die Ernährung überhaupt keinen Einfluss auf die Gesundheit des Menschen?"

Wenn es einen Zusammenhang zwischen der Gesundheit eines Menschen und dessen zugeführte Nahrung gibt, welche Ernährungsform ist dann gut für die Gesundheit und welche nicht?

Wie kannst Du am besten herausfinden, ob ein Zusammenhang zwischen der Ernährung und Deiner Gesundheit besteht?

Nun Du, schaust Dir einfach die Krankheiten an, an denen die meisten Menschen in Deutschland sterben.

Todesursache Nr. 1 in Deutschland sind die Herzkreislauferkrankungen - fast 50% der Todesfälle gehen auf diese Krankheiten zurück. Immer mehr Menschen unter 50 sterben daran, da sie nicht in der Lage sind, ihre Gefäße bis ins hohe Alter gesund zu halten.

Die Todesursachen bei Herzkreislauferkrankungen sind meistens Herzinfarkt und Schlaganfall. Am Herzinfarkt zu sterben ist am frühen Morgen am wahrscheinlichsten, da der Körper in den frühen Morgenstunden die meisten Stresshormone freischaltet, um den Köper für den anstehenden Tag zu wappnen. Ein gesundes Herz ist durchaus in der Lage mit diesem Stress umzugehen, ein krankes hingegen auf Dauer nicht und reagiert deshalb statistisch gesehen morgens am häufigsten mit einem Herzinfarkt.

Typische, in der Gesellschaft bekannte Ursachen für einen Herzinfarkt, sind das Rauchen, Übergewicht, höheres Lebensalter und ein männliches Geschlecht etc.
Ursachen wie tiefe Trauer, wie sie zum Beispiel bei einem Tod eines Angehörigen auftritt, werden nicht als Ursache angeboten, obwohl Trauer nachweislich zu einer Schädigung des Herzens führen- und dann in einen dem Herzinfarkt sehr ähnlichen Zustand enden kann. Man spricht hier von einem gebrochenen Herzen. Menschen mit einem gebrochenen Herzen, erleiden dieselben Symptome, wie Menschen mit einem Herzinfarkt. Wenn man sich jedoch die Gefäße dieser Menschen ansieht, lässt sich erkennen, dass sie völlig frei und nicht verstopft sind.
Die Mundhöhlengesundheit eines Menschen, nimmt z.B. ebenfalls einen großen Platz in Bezug auf die Wahrscheinlichkeit, ein krankes Herz zu entwickeln ein.
Hast Du das gewusst? Was meine ich mit Mundhöhlengesundheit?
Ich denke dabei an Gingivitis (Zahnfleischentzündung) und an Parodontitis (Erkrankung des Zahnbetts).

Als erstes entsteht die Gingivitis, darauf folgt die Parodontitis und dann letztendlich der Zahnausfall. Jugendliche im höheren Alter (20-35 Jahre) leiden zu 90-95% an Gingivitis, bei Menschen im mittleren Alter (35-65 Jahre) ist diese Gingivitis in 50% der Fälle in Parodontitis übergegangen.
Die Ursache für die Gingivitis und Parodontitis sind Bakterien, welche die Mundhöhle befallen haben. Diese Bakterien dringen über kleinste Verletzungen an den Mundschleimhäuten in den Körper und befallen dort bevorzugt Bauchspeicheldrüse und Herz.

Diese Keime haben gefäßverengende Eigenschaften. Sie setzen sich an den Innenwänden der Blutgefäße fest, rauen sie auf und steigern somit das Herzinfarktrisiko deutlich. Es besteht also ganz eindeutig ein Zusammenhang zwischen der Zahngesundheit und dem Risiko einen Herzinfarkt zu erleiden und zu sterben. Eine regelmäßige Behandlung gegen Parodontitis senkt dieses Herzinfarktrisiko drastisch. Diese sorgt für eine Verbesserung des Blutflusses und des Zustandes Deiner Gefäße.
Was ist also nun die Todesursache Nr.2 in Deutschland? Das weißt Du bestimmt oder? Richtig! Die Antwort lautet Krebs.

Der Mann erkrankt am häufigsten an Prostatakrebs und stirbt am häufigsten am Lungenkrebs.

Die Frauen erkranken und sterben am häufigsten an Brustkrebs. Könnte es also sein, dass es für Krebs ebenfalls Risikofaktoren gibt, die in der Gesellschaft unbekannt sind und von denen Du auch noch nichts gehört hast? Genauso wie die meisten nicht wissen, dass massive Trauer und eine schlechte Mundhöhlengesundheit mit einem erhöhten Herzinfarktrisiko in Verbindung stehen - könnte es sein, dass wir ständig mit Dingen konfrontiert sind, die das Risiko an Krebs zu erkranken deutlich erhöhen?

Könnte es sein, dass es bei Krebserkrankungen Risikofaktoren gibt, die mit unserer Ernährung zusammenhängen oder sogar noch darüber hinausgehen?

Was also sind die gängigen Risikofaktoren, die uns in Bezug auf Krebserkrankungen eingeredet werden? Es sind vor allem familiäre Dispositionen, rauchen, Stress, Alkoholkonsum, Strahlung, etc. Die Ernährungsweise eines Menschen wird größtenteils außer Acht gelassen.

An erster Stelle wird uns von den Ärzten erzählt, dass die Gene und Karzinogene (krebserregende Stoffe) verantwortlich für eine Krebserkrankung eines Menschen sind.

Viele Ärzte wollen einem also tatsächlich weiß machen, dass Du gegen eine Krebserkrankung nichts tun kann! Nach dem Motto: *„Entweder hast Du Glück oder eben Pech."*

Auf den Philippinen wurden Ende der 60er Jahre Wissenschaftler geschickt, um die dort herrschende Unterernährung bei philippinischen Kindern zu bekämpfen und Ursachen für diese Problematik herauszufinden. Das Ziel war es, den Kindern möglichst viel tierisches Eiweiß zu geben, da man damals davon ausging, dass ein Eiweißmangel bei den Kindern zu dieser Unterernährung geführt hatte. Nebenbei kam heraus, dass die Kinder auf den Philippinen überproportional häufig, vor allem die aus wohlhabenderen Familien, an Leberkrebs erkrankt waren - das obwohl Leberkrebs eigentlich eine Erkrankung des höheren Lebensalters war und auch immer noch ist. Die Vermutung war hier, dass dies mit dem stärksten und bekanntesten Karzinogen Aflatoxine zu tun hat, welches auf den Philippinen in erhöhter Form in Nüssen und Getreide vorkam und typischerweise zu Leberkrebs führt.

Zeitgleich wurde in Indien eine Studie veröffentlicht, bei der Ratten mit Aflatoxine in Kontakt gebracht wurden. Es gab zwei Gruppen von Ratten, welche jeweils mit der gleichen Dosis Aflatoxine infiziert wurden. Der einen Versuchsgruppe wurde eine sehr proteinreiche, der anderen Gruppe dagegen eine proteinarme Nahrung verabreicht. Die Ratten mit der hohen Proteinaufnahme erkrankten alle an Krebs und starben darauf. Die Ratten mit einer geringen Proteinaufnahme in der Nahrung erkrankten zu 100% nicht an Krebs und blieben am Leben. Der Grund für die Krebserkrankung der einen Tiergruppe lag also eindeutig an der Nahrung.

Könnte es also gewesen sein, dass die Kinder der reicheren Familien auf den Philippinen deshalb häufiger als die Kinder der ärmeren Familien an Krebs erkrankten, da sich diese eine proteinreichere Kost leisten konnten und somit auch mehr Protein aufnahmen?

Die Leiter der Studie hatten zwar die Vermutung, allerdings war die Studie in Indien nicht präzise genug

und es hätte ja auch sein können, dass den Forschern in Indien irgendwelche Fehler unterlaufen waren.
Aus diesem Grund beschlossen die Wissenschaftler auf den Philippinen der Frage mit der Aufnahme von tierischem Protein und die damit vermutete entstehenden Krebserkrankungen bei Kindern genauer unter die Lupe zu nehmen.
Die Forscher infizierten, wie die indischen Forscher, zwei Gruppen von Ratten mit der gleichen Menge Aflatoxine und gaben der einen Rattengruppe Nahrung mit 5% Protein und der anderen Gruppe eine Nahrung mit 20% Protein.
Bei diesem Experiment stellte sich heraus, dass eine niedrige Proteinaufnahme, also 5%, mit einem geringen Krebswachstum bei gleichzeitig hoher Aflatoxinbelastung einherging. Eine hohe Proteinaufnahme mit 20% ging mit einem deutlich höheren Krebswachstum einher, obwohl die Aflatoxinbelastung dieselbe war.

Im zweiten Experiment infizierten die Forscher eine Rattengruppe mit weniger Aflatoxine und die andere Gruppe mit deutlich mehr Aflatoxine. Die Gruppe mit weniger Aflatoxine bekam eine proteinhaltigere Nahrung zu sich als die Gruppe mit der höheren Aflatoxindosis.
Trotz schlechterer Ausgangslage entwickelten die Tiere mit der niedrigeren Proteinkost weniger Krebs. Die Tiere mit der höheren Proteinkost und der geringeren Menge an Aflatoxine, entwickelten mehr Krebs. Das tierische Protein war für die Krebsentwicklung der deutlich ausschlaggebendere Faktor.

Es wurden weitere Studien durchgeführt, worin den mit Aflatoxine infizierten Ratten abwechselnd Mal eine 20%, Mal eine 5% Proteinkost verabreicht wurde. Hier war zu erkennen, dass bei einer proteinreicheren Kost das Krebswachstum bei den Ratten schlagartig zunahm und bei einer proteinärmeren Kost das Krebswachstum abrupt abnahm. Das Wachstum der Krebsausläufer konnte in beide Richtungen beeinflusst werde, jeweils durch Änderung der konsumierten Proteinmenge und in jedem Stadium der Krebsentwicklung.
Dies geschah in einem Zeitfenster von einem 12-wöchigen Experiment.

Die Ernährung scheint also eine wichtigere Rolle in Bezug auf die Krebsentstehung und dem Krebswachstum zu spielen als hoch krebserregende Stoffe. Bei den Experimenten war es auch komplett egal wie die genetischen Voraussetzungen der Ratten waren, die Ernährung war der einzige ausschlaggebende Faktor.

„Diese Experimente zeigten auch, dass der Körper sich an frühere Attacken von Karzinogenen „erinnern" konnte, wenngleich sie mit geringer Proteinaufnahme inaktiv waren."

Das heißt, dass die Aflatoxinbelastung einen genetischen „Abdruck" bei den Ratten hinterlassen hatte, der mit 5% Nahrungsprotein inaktiv blieb, bis neun Wochen später dieser Abdruck mit 20% Protein reaktiviert wurde und zur Bildung von Krebs führte.

Heißt also, wenn der Köper krebserregenden Stoffen ausgesetzt ist und daraufhin inaktive Krebszellen bildet, können diese Krebszellen durch die falsche Ernährung reaktiviert werden und Krebs auslösen. Der Körper ist in einem gewissen Maße *„nachtragend."* Als sich die Nahrung der Tiere wieder proteinreicher wurde, kam es zu einer deutlichen Vermehrung der Krebszellen und in Folge dessen zum Ausbruch von Krebs.

Jetzt stellt sich allerdings die Frage wie viel Protein ist zu viel und wie viel ist zu wenig? Ab welcher Grenze kommt es denn eigentlich zum Tumorwachstum? Dies wurde untersucht und man kam auf eine Grenze von 10%. Bei einer Ernährung die unter 10% an Protein enthält, kam es nicht zu Krebswachstum, bei einer Ernährung mit einem Proteinanteil von über 10% kam es zu einem deutlichen Anstieg der Krebsentstehung.

Die westliche Bevölkerung unserer Erde, also sehr wahrscheinlich auch Du, nimmt im Durchschnitt Nahrung zu sich, die aus 14-18% tierischen Protein besteht, also deutlich über 10% liegt.

In einer nächsten Studie wurde der einen Gruppe von Ratten immer mehr Aflatoxine zugeführt bei einer 5% Proteinkost gegeben. Hierbei zeigte sich keine Reaktion auf die ansteigende Dosis des Aflatoxins in Bezug auf das Krebswachstum. Es kam zu keiner Entstehung von Krebszellen und selbst die höchste Aflatoxinbelastung führte bei den Tieren dieser Gruppe nicht zu Krebs. Die andere Gruppe von Ratten bekam ebenfalls eine immer stetig steigende Aflatoxindosis und eine 20% Proteinkost zu sich. Wie erwartet nahm die Krebswachstumsrate zu. Hier wurde also festgestellt, dass die richtige Ernährung den negativen Effekt eines extrem stark krebserregenden

Stoffes aufheben kann. Die Ernährung macht anscheinend den Unterschied. Alles weist darauf hin, dass krebserregende Stoffe nicht gleich Krebs auslösen müssen, sondern erst dann, wenn die falsche Nahrung konsumiert wird.

Können wir Krebs mit der Hilfe der richtigen Lebensmittel bekämpfen und heilen?
In diesen Experimenten wurde den Tieren bisher nur tierisches Protein gegeben, kein pflanzliches. Bei den Tierexperimenten handelte es sich um das Molkeprotein namens Kasein, welches an die Tiere verfüttert wurde. So stellten sich Wissenschaftler nun die Frage, ob pflanzliches Protein dieselben negativen Auswirkungen auf das Krebswachstum bei den Tieren haben würde, wie das Kasein?

Die Experimente wurden also auch mit pflanzlichem Protein durchgeführt und siehe da, dass pflanzliche Protein hatte auch bei sehr hohen Mengen keine Auswirkungen auf das Krebswachstum bei den Tieren. Bei dem Versuch wurde den Ratten Gluten- und Sojaprotein verabreicht. Somit stand das Milchprotein sehr schlecht da.
Durch bloßes ändern der Proteinmenge lässt sich also, zumindest bei Tieren, das Krebswachstum mit der Hilfe von tierischem Eiweiß nach Belieben steuern - und zwar unabhängig von der anfänglichen Karzinogenbelastung. Die Karzinogendosis spielte also überhaupt keine Rolle, da das Krebswachstum komplett von der Ernährung abhing. Der Krebsfördernde Faktor war das Milchprotein.

Das letzte auf den Philippinen durchgeführte Experiment erstreckte sich über einen längeren Zeitraum. Alle Ratten, die Aflatoxine und eine Kost mit 20% Kasein erhielten, waren nach 100 Wochen an Krebs gestorben. Alle Ratten, die Aflatoxine und eine Nahrung mit 5% Kasein erhielten, waren nach 100 Wochen lebendig und komplett gesund. Es wurde festgestellt, dass bei einer proteinreichen Kost das Tumorwachstum zu- und bei einer proteinarmen Kost abnahm. Selbst bei Ausbruch des Krebses, konnte dieser durch eine Nahrung mit wenig tierischem Protein gestoppt werden. Krebs kann also pauschal gesagt an- und ausgeschaltet werden.

Die Ergebnisse wurden mit größter Gründlichkeit durchgeführt und waren unglaublicher weise völlig widerspruchslos.
Erstaunlich war auch, dass die Tiere mit weniger Protein in der Nahrung sich doppelt so viel bewegten wie die Ratten mit proteinreicher Kost.
Die Studien auf den Philippinen waren also ident mit den Studien aus Indien, sie stimmten vollkommen überein.

Wie verhält es sich denn jetzt aber mit anderen krebsauslösenden Stoffen? Bisher wurden die Ratten nur mit einem Karzinogen infiziert, nämlich Aflatoxine.
Und wie verhält es sich auch mit anderen Organen? Bisher betrachteten die Wissenschaftler nur die Leber.

Um diese Fragen zu beantworten, infizierten die Forscher auf den Philippinen die Ratten mit einem anderen Karzinogen, nämlich mit Hepatitis B. Es wurden wieder beide Tiergruppen mit derselben Menge Hepatitis B infiziert. Die erste Gruppe bekam eine Ernährung

bestehend aus 22% Kasein. Hier wurde eine virale Genexpression bei den Tieren ausgelöst, welche zu Krebs führte.
Die zweite Gruppe bekam Lebensmittel bestehend aus 6% Kasein, hier kam es zu keinem signifikanten Krebswachstum. Heißt also die krebserregenden Stoffe wie Aflatoxine oder Hepatitis B sind nicht die Hauptschuldigen für Krebs, obwohl dies immer behauptet wurde und auch weiterhin wird.

Wie sieht es denn jetzt mit der Betrachtung eines anderen Organs als der Leber aus? Kommt sofort, pass gut auf!

Bei einer anderen Studie wurde an der medizinischen Fakultät der Universität Illinois in Chicago Brustkrebs bei Ratten untersucht. Hier zeigte sich ebenfalls, dass der steigende Konsum von Kasein die Entwicklung von Brustkrebs förderte. Das Kasein agiert hierbei über das gleiche weibliche Hormonsystem, welches auch beim Menschen existiert.
Es stellte sich also auch bei der Betrachtung eines anderen Organs heraus, dass die Ernährung der entscheidende Faktor für die Entstehung von Krebs war.
Es wurden zwei unterschiedliche Organe betrachtet, zwei verschiedene Karzinogene herangezogen - das Ergebnis war immer dasselbe. Immer führte eine Ernährung reich an tierischem Protein zu Krebs. Mit der Zu- und Abnahme der Kaseinmenge in der Ernährung stieg und fiel das Krebswachstum.

Nun ist es aber so, dass bei den indischen Studien, den Studien der Universität in Chicago und bei den philippinischen Studien die Experimente nur anhand von

Tieren durchgeführt wurden und somit nicht eins zu eins auf den Menschen übertragbar sind. So lassen sich keine gewonnenen Regeln aus den Tierstudien für eine gesunde Ernährung eines Menschen ableiten oder etwa doch?

Sagt Dir die China Study etwas? Du hast mit Sicherheit schon davon gehört, richtig? Falls nicht, wirst Du sie jetzt kennenlernen.

Einer der Leiter der Studien auf den Philippinen, namens T. Colin Campbell, war auch der Leiter der China Study. Hierbei handelt es sich um eine riesige Studie die in China in den 1970er und 1980er Jahren untersuchte, weshalb Menschen an Krebs erkrankten und starben. Sie beschäftigte sich mit den Fragen nach der Ursache von Krebs und wie man diese Krankheit verhindern und heilen kann. Die China Study weist das umfassendste Bild über Ernährung, Lebensweise und Krankheit auf, welches jemals in der Geschichte der Menschheit gemacht wurde. Hier wurde festgestellt, dass das Umfeld in dem Du lebst zu einem hohen Maße entscheidet, ob Du an Krebs, Herzinfarkt, Diabetes etc. erkranken wirst oder eben nicht. In der westlichen Welt waren und sind immer noch diese sogenannten Wohlstanderkrankungen stark verbreitet, wo es hingegen in den ländlichen Teilen Chinas diese Krankheiten gar nicht bis kaum gab. Diese Tatsache spricht schon mal eindeutig gegen Gene als Verursacher von Krebs, da unterschiedliche Krankheiten in unterschiedlichen Gebieten auftraten. Oder kannst Du Dir einen Reim darauf machen?

Des Weiteren ließ sich sagen, dass der Cholesterinspiegel der größte Frühindikator für das Auftreten von

Wohlstandserkrankungen ist. In den Gebieten in China, wo der Cholesterinspiegel der Menschen anstieg, stieg auch die Anzahl der Menschen die an den typischen westlichen Erkrankungen litten.

Heißt also, niedrige Blutcholesterinwerte stehen in direktem Zusammenhang mit niedrigen Raten von Herzerkrankungen, Krebs und weiteren westlichen Erkrankungen. Dies gilt sogar für *„niedrige"* Werte, die in der westlichen Welt als ungefährlich erachtet werden.

Womit hast Du den Cholesterinspiegel früher in Verbindung gebracht?
Ausschließlich mit Herzerkrankungen oder? Ja Du hast richtig gelesen, ein hoher Cholesterinspiegel steht in Verbindung mit einem erhöhten Krebs- und Diabetesrisiko etc.

In der China Study wurde bei einer Abnahme der Cholesterinwerte von 170 mg/dl auf 90mg/dl auch eine Abnahme von Leberkrebs, Rektalkrebs, Dickdarmkrebs, Lungenkrebs, Brustkrebs, Leukämie bei Kindern und Erwachsenen, Hirnkrebs, Magenkrebs, Speiseröhren- und Kehlkopfkrebs verzeichnet. Des Weiteren beschreibt Campbell, dass die Sterblichkeitsrate aufgrund der koronaren Herzerkrankungen bei amerikanischen Männern 17-mal höher war als bei Männern aus dem ländlichen Gebieten Chinas. Die amerikanische Todesrate aufgrund von Brustkrebs war 5-mal höher als in den ländlichen Regionen Chinas. Hier wurde ein klarer Zusammenhang zwischen dem Cholesterinwert eines Menschen und dem Risiko an westlichen Krankheiten zu leiden und dann oftmals auch zu sterben, herausgehoben und bewiesen. In China wurden in der Studie Gebiete gefunden, in denen es über mehrere Jahre keine Menschen gegeben hat, die jemals an koronaren Herzerkrankungen gestorben sind, dies wäre in Deutschland oder anderen westlichen Ländern unmöglich.

Campbell schreibt in seinem Buch weiter: *„Nachdem diese Studien veröffentlicht worden waren, erfuhr ich von anderen sehr bedeutenden Herzforschern (...), dass sie in ihrer langen Berufserfahrung bei ihren Patienten mit Blutcholesterinwerten unter 150 mg/dl niemals einen Todesfall aufgrund einer Herzerkrankung erlebt hatten."* Heißt also selbst unsere westlichen Kardiologen bestätigen diese Ergebnisse. Der Cholesterinspiegel beeinflusst signifikant die Krankheitsentstehung bei einem Menschen.

So und jetzt kommen wieder irgendwelche Ärzte und behaupten, dass die Gründe für die in der westlichen Welt weit verbreiteten Krankheiten zum größten Teil auf die Gene und auf das Schicksal und anderem Schwachsinn zurückzuführen sind? Nein, eben nicht!

In der China Study zeigte sich, dass die Ernährung der viel maßgebendere Faktor für die Entstehung solcher Krankheiten war und ist. Die Gene sind nur kaum bis gar nicht schuld an einer Erkrankung wie beispielsweise Krebs etc.
Der Cholesterinspiegel beeinflusst also die Entstehung von Krankheiten.

Die Frage ist dann jetzt, wie kannst Du Deinen Cholesterinspiegel so beeinflussen, damit er möglichst niedrig bleibt, um das Risiko, diese tödlichen Krankheiten zu bekommen auf fast null zu reduzieren? Mit dieser Fragestellung beschäftigt sich der dritte Punkt der China Study, und zwar in wie weit die Ernährung Deinen Cholesterinspiegel beeinflussen kann.

Wir wissen schon jetzt dass der Verzehr von tierischen Lebensmitteln mit einem Anstieg der Cholesterinwerte einhergeht und der Verzehr von pflanzlichen Lebensmittel mit einer starken Reduktion des Cholesterinspiegels zusammenhängt. Die Ursache für den Anstieg des Cholesterinspiegels bei einem Menschen sind die gesättigten Fettsäuren, die sich in tierischen Nahrungsmitteln befinden. So wurde es uns beiden jedenfalls immer und überall vermittelt, jeder weiß das. Und soll ich Dir was sagen? Das stimmt sogar auch! Collin T. Campbell stellte in seiner China Study fest, dass Nahrungsmittel tierischen Ursprungs wie zuvor schon erwähnt mit steigenden Blutcholesterinwerten korrelieren und Nahrungsmittel pflanzlichen Ursprungs mit abnehmenden Blutcholesterinwerten in Verbindung stehen. Allerdings musste er auch feststellen, dass nicht vorrangig die gesättigten Fettsäuren, sondern das tierische Protein der ausschlaggebende Faktor für einen Anstieg des Blutcholesterins war. Die gesättigten Fette und das Nahrungscholesterin bewirkten auch einen Anstieg des Blutcholesterins, allerdings bei weitem nicht in dem Maße wie es das tierische Protein tat. Das pflanzliche Protein senkte und das tierische Protein sorgte für einen Anstieg des gefährlichen Blutcholesterins. Außerdem wurde festgestellt, dass die Aufnahme von tierischen Fetten mit einem erhöhten Risiko einhergeht an Brustkrebs zu erkranken, der Todesursache Nr.1 bei Frauen.

In China besteht der Anteil der konsumierten Lebensmittel im Durchschnitt zu 15% aus Fett, der der Amerikaner zu 36% und der der Deutschen zu 40%. Ja Du hast richtig gehört, die Deutschen konsumieren durchschnittlich mehr Fett als die Amerikaner! Die deutsche Gesellschaft für Ernährung (DGE) empfiehlt uns 30%, was eh schon sehr hoch ist, wir allerdings dennoch deutlich überschreiten.

In China war es so, dass in den Regionen in denen die Menschen typischerweise mehr Tiere aßen, die Fettwerte auch deutlich höher waren, als in den Regionen in denen sich fast ausschließlich pflanzlich ernährt wurde. Heißt also hohe Fettwerte stehen ebenfalls im Zusammenhang mit tierischer Nahrung und hohe Fettwerte gehen einher mit einem erhöhten Risiko an Brustkrebs zu erkranken. Hier geht es allerdings nicht primär um das Fett selbst, sondern um den Fettträger, nämlich der tierischen Nahrung.

Erinnerst Du Dich noch an die Tierexperimente auf den Philippinen? Bei denen Ratten mit einem Karzinogen belastet und mit tierischem Protein gefüttert wurden und diese daraufhin an Brustkrebs erkrankten? Könnte es sein, dass nicht das Fett in der tierischen Nahrung der Verursacher, sondern das Protein dafür verantwortlich war? Ist tierische Nahrung potentiell dazu in der Lage Brustkrebs auszulösen? Und kann es sein, dass sich jetzt die Tierstudien auf den Philippinen mit denen aus der China Study decken? Ganz genau!

Das in der tierischen Nahrung enthaltene Protein ist der Hauptverursacher für ein erhöhtes Risiko an Krebs zu erkranken.
Es geht also nicht primär um das tierische Fett, sondern um das tierische Protein, welches in Milch und Fleisch enthalten ist. Frauen, die mehr tierische Lebensmittel konsumieren, kommen früher in die Pubertät, kommen später in die Menopause und haben in der Zwischenzeit ein erhöhtes Aufkommen von Östrogenen und damit ein erhöhtes Risiko an Brustkrebs zu erkranken, welcher hauptsächlich durch tierische Lebensmittel ausgelöst wird.
Das Brustkrebsrisiko der chinesischen Frau ist durchschnittlich deutlich geringer, es beträgt nur 1/5 im Vergleich zu dem der westlichen Frau. Der Unterschied liegt hier in der Ernährung. Die Gene sind also nicht der entscheidende Unterschied!

Hohe Östrogenwerte korrelieren also mit dem Auftreten von Brustkrebs und die Östrogenwerte hängen wiederum mit dem Verzehr von tierischem Protein zusammen. „Die enge Verbindung einer Nahrung reich an tierischem Protein und Fett mit Sexualhormonen und einer frühen Menarche, von denen beide das Brustkrebsrisiko erhöhen, ist eine wichtige Beobachtung. Sie verdeutlicht, dass wir unseren Kindern keine Kost, die reich an Nahrungsmitteln tierischen Ursprungs ist, konsumieren lassen sollten" (T.Colin Campbell)
Eine Ernährung die reich an tierischen Produkten ist, sorgt also dafür, dass die Frau früher die Menarche

bekommt! In China liegt das Durchschnittsalter der Frauen die erstmalig ihre Blutung bekommen bei 17 Jahren. In Deutschland liegt das Durchschnittsalter bei gerade mal 11 Jahren. Ein Durchschnittsalter von 17 Jahren gab es in Deutschland das letzte Mal im Jahr 1860. Durch die Industrielle Revolution kam langsam aber sicher der Wohlstand nach Deutschland und mit ihm die tierische Ernährungsweise. Seitdem setzt die Blutung der Frau in der westlichen Welt immer früher ein. *„Nebenbei bemerkt ist eine interessante Auswirkung dieser Beobachtung (...), dass der Verzehr der richtigen Nahrungsmittel die Zahl der Teenagerschwangerschaften verringern kann, indem die Menarche herausgezögert wird."* Eine Ernährung reich an tierischen Lebensmitteln kann die reproduktive Lebensphase um ca. neun bis zehn Jahre ausdehnen. Die Ernährung beeinflusst also im großen Maße den Hormonspiegel und den Stoffwechsel. Häufig ist es so, dass die Prozesse im Körper sehr schnell von statten gehen und sich die Auswirkungen einer gesunden oder auch ungesunden Ernährung erst später bemerkbar machen.

Du fragst Dich gerade vielleicht: „Was habe ich damit zu tun? Ich bin ein Mann und Männer bekommen nur extrem selten Brustkrebs!" Ja Du hast vollkommen Recht, allerdings bin ich mir ziemlich sicher, dass Du vielleicht eine Tochter hast, eine Frau, oder weibliche Verwandte, Freunde und/oder Bekannte, denen Du dieses Wissen gerne weitervermittelst.

Du hast also jetzt verstanden, dass die tierischen Proteine verantwortlich für viele Krankheiten vornehmlich in der westlichen Welt sind. Diese Krankheiten, von denen ich rede, werden bei uns als Wohlstandserkrankungen bezeichnet. In der westlichen Gesellschaft bekommt man vermittelt, dass Du die guten tierischen Proteine brauchst. Das Motto *„Ein Mann der kein Fleisch isst, ist kein richtiger Mann"*, ist in den westlichen Zivilisationen weit verbreitet. Es wird uns auch gesagt, dass es sich bei Fleisch um das beste und hochwertigste Protein handelt und das pflanzliche Protein als minderwertig zu betrachten ist.

Protein bedeutet auf Griechisch „heilig". Der Name wurde dieser stickstoffhaltigen Verbindung gegeben, da man davon ausging, dass es sich bei dem Protein um einen lebenswichtigen Stoff handelt - welcher es natürlich auch ist. Wir bestehen zu einem großen Teil aus Proteinen. Wenn Du keine Proteine essen würdest, wärst Du tot. Wenn Du keine Fette oder keine Kohlenhydrate zu dir nehmen würdest, stirbst Du davon nicht. Allerdings wird mit der griechischen Bezeichnung der Eindruck erweckt, dass Du von dem Protein nicht genug bekommen kannst, da es ja heilig ist, egal ob tierisches oder pflanzliches Protein. Ein wichtiger Punkt der in Bezug auf das Protein immer genannt wird ist der, dass das tierische Protein eine deutlich bessere Qualität haben soll.

Die Qualität eines Proteins wird daran gemessen, wie gut es den Menschen am besten mit Aminosäuren - also den kleinsten Bausteine die wir benötigen - versorgt. Um die Qualität eines Proteins also herauszufinden gibt man Tieren verschiedene Proteine. Je schneller ein Tier unter der Gabe eines bestimmten Proteins wächst, desto hochwertiger und effizienter wird das bestimmte Protein bewertet.

Jetzt stellt sich Dir sicherlich die Frage: Ist Qualität und Effizienz mit Gesundheit gleichzusetzten? Denn wenn man hört, dass ein bestimmtes Protein hochwertiger ist, dann geht man davon aus, dass dieses auch besser für die Gesundheit ist oder etwa nicht? Mir geht es jedenfalls so!

Durch das tierische Protein kommt es bei Tieren zu schnellerem Wachstum, weshalb es als qualitativ hochwertiger gilt als pflanzliches Protein. Diese Tatsache sagt aber noch lange nichts über die gesundheitlichen Aspekte des tierischen Proteins aus. Was ist denn jetzt wichtiger, schnelles Wachstum oder Gesundheit? Na ich denke mal Gesundheit oder? Für ein ordentliches, ausgeprägtes und gesundes Wachstum haben wir Jahre Zeit. Du als Mensch entfaltest mit einer pflanzlichen Nahrung Dein volles Wachstumspotential. Es ist nur so, dass Du mit Hilfe von tierischer Nahrung schneller wächst! Schnelles Wachstum ist aber vollkommen unnötig. Veganer werden genauso groß, wie Menschen die sich von Fleisch- und Milchprodukten ernähren, nur dauert es bei Veganern etwas länger.

„Die Menschen, die am meisten Tierprotein zu sich nehmen leiden am häufigsten an Herzerkrankungen, Krebs und Diabetes." - Colin Campbell

In der China Study war der Tierproteinkonsum mit größeren und schwereren Menschen assoziiert, aber auch mit höheren Spiegeln des Gesamt- und des ungünstigeren Cholesterins. Das ungünstige Cholesterin ist das LDL, das gute das HDL. Sich von massiv von tierischen Produkten zu ernähren birgt also hohe Risiken.

Des Weiteren wurde in der Studie festgestellt, dass Menschen, die pflanzliche Kost vorzogen, zwar langsamer wuchsen und später entwickelt waren, allerdings ein bis zwei Jahre später dann doch ihr genetisches Potential vollkommen entfalten konnten. Diese jungen Menschen, die sich in der Wachstumsphase befanden, konnten ihr volles genetisches Potential *"trotz"* pflanzlicher Ernährung ausschöpfen und waren kerngesund.

Die China Study zeigt außerdem, dass eine ballaststoffreiche Ernährung durchweg konstant mit einem niedrigeren Vorkommen von Dickdarm- und Enddarmkrebs assoziiert war. Ballaststoffe schützen also vor Krebs, diese befinden sich allerdings nur in pflanzlicher Kost. Ebenfalls stand eine ballaststoffreiche Ernährung im Zusammenhang mit niedrigen Blutcholesterinwerten. Hohe Blutcholesterinwerte stehen in Verbindung mit Wohlstandserkrankungen. Oftmals ist der Vorwurf gegenüber der pflanzlichen Nahrung, dass die Menschen welche ausschließlich diese konsumieren an Eisenmangel leiden. Es wird gesagt, dass man Fleisch essen muss, damit man Eisen aufnimmt und somit eine Blutarmut verhindert. In der in China von Campbell geleiteten Studie wurde bei Messungen die Eisenmenge im Blut mit dem Ballaststoffkonsum verglichen. Davor gab es keine Anhaltspunkte dafür, dass die Zunahme des Ballaststoffkonsums die Eisenresorption im Körper beeinträchtigt. Tatsächlich wurde die gegenteilige Wirkung von den Forschern festgestellt. Hämoglobin ist ein guter Indikator für die Eisenmenge im Blut. Der Hämoglobinwert stieg mit dem höheren Konsum von Ballaststoffen sogar an.

„Der Eisenkonsum im ländlichen Raum Chinas war erstaunlicherweise hoch (34mg/Tag) verglichen mit dem durchschnittlichen Konsum in Amerika (18mg/Tag) und dieser korrelierte bei weitem mehr mit pflanzlichen Nahrungsmitteln als mit Nahrungsmitteln tierischen Ursprungs." - Colin Campbell

Heißt also, die Chinesen die sich pflanzlich ernährten hatten höhere Eisenwerte als die Amerikaner, die sich zu großen Teilen von tierischen Produkten ernähren.
Die chinesischen Ergebnisse über Ballaststoffe und Eisen, wie so viele andere Beobachtungen in der Studie, unterstützen nicht die allgemeine Sichtweise der westlichen Wissenschaftler. Menschen, die mehr pflanzliche Nahrungsmittel, also mehr Ballaststoffe zu sich nahmen, konsumierten dadurch mehr Eisen, was sich in statistisch signifikant höheren Hämoglobinspiegeln niederschlug.

Zusammengefasst: Ballaststoffe schützen vor Dickdarmkrebs und gehen mit höheren Eisenwerten einher. Pflanzliche Ernährung sorgt nicht für einen Eisenmangel, sondern im Gegenteil, sie kann sogar zu höheren Eisenwerten, als es bei Fleischessern der Fall ist, führen.

Des Weiteren will ich auf noch einen wichtigen Punkt eingehen. Hierbei handelt es sich um die Antioxidantien, die sich nur in pflanzlicher Kost befinden und extrem wichtig für die Gesundheit des menschlichen Körpers sind. Ein ganz besonders wichtiges Antioxidans ist das Vitamin C.

Campbell stellte hier fest: *„Waren die Vitamin C-Spiegel im Blut niedrig, war es wahrscheinlicher, dass in diesen Familien Krebs häufiger vorkam. Niedrige Spiegel von Vitamin C standen im engen Zusammenhang mit einem höheren Risiko von Speiseröhrenkrebs, von Leukämie und Krebs im Nasenrachenraum, in Brust, Magen, Leber, Enddarm, Dickdarm und Lunge."*
Pflanzliche Ernährung schützt uns vor Krebs da sie Antioxidantien enthält die wiederum freie Radikale abhalten und somit verhindern, dass unsere DNA geschädigt wird. Dies wurde in der China Study herausgefunden und bestätigt.

Vitamin C kommt in erster Linie in Obst und Gemüse vor und der Obstkonsum stand auch in umgekehrten Verhältnis zu Speiseröhrenkrebs. Die Krebshäufigkeit war fünf bis achtmal höher in Gebieten, in denen der Obstkonsum am niedrigsten war, so Campell. Wenig Obst war gleichzusetzen mit viel Krebs, viel Obst mit wenig Krebs.

„Derselbe Effekt des Vitamin C, der bei diesem Krebstypen besteht, trifft auch bei koronarer Herzkrankheit, hypertoner Herzerkrankungen und Schlaganfall zu. Die Aufnahme von Vitamin C aus Obst zeigt deutlich einen eindrucksvollen Schutzeffekt gegen eine Vielzahl von Erkrankungen. Das heißt, Vitamin C und andere Pflanzenstoffe solltest Du zusammen zu Dir nehmen. So stimmen das Verhältnis, die Menge und die Bioverfügbarkeit.

In der China Studie stellte sich heraus, dass Obst, Gemüse und ungeschältes Getreide die gesündesten Nahrungsmittel sind, die man konsumieren kann. Diese bestehen hauptsächlich aus Kohlenhydraten. Es wurde bewiesen, dass sie Herzerkrankungen und Diabetes rückgängig machen, eine Vielzahl von chronischen Erkrankungen verhindern und ja, es wurde oftmals ebenfalls belegt, dass sie zu signifikanter Gewichtsabnahme führen. Sehr oft wird ja behauptet, dass Kohlenhydrate eigentlich dick machen, hier muss man allerdings zwischen komplexen und raffinierten Kohlenhydraten unterscheiden. Raffinierte Kohlenhydrate wie Zucker, Weißmehl etc. machen tatsächlich dick. Komplexe Kohlenhydrate wie Obst, Gemüse und unverarbeitetes und vollwertiges Getreide sorgen für eine Gewichtsreduktion und für ein langfristiges Sättigungsgefühl. Von komplexen Kohlenhydraten kannst Du dich quasi komplett satt essen und Du wirst nicht zunehmen. Du hast gar nicht so viel Platz im Magen, weil beispielsweise Obst und Gemüse sehr wenige Kalorien haben, aber dafür ein großes Volumen. Man spricht hier von einer geringen Kaloriendichte, welche diese Lebensmittel aufweisen, und sie eignen sich deswegen hervorragend für Gewichtsverlust. Diejenigen von uns, welche eine fett- und proteinreiche Kost konsumieren, speichern einfach mehr Kalorien, als sie eigentlich brauchen. Wir speichern diese Kalorien als Körperfett. Dies bedeutet, dass die Art der Nahrung entscheidet, wie der Körper mit Kalorien umgeht. Eine fett- und proteinreiche Ernährung führt dazu, dass wir mehr Kalorien in Form von Körperfett einspeichern.

Trotz aller kurzfristigen Kalorienrestriktionssysteme, die wir befolgen mögen, wird unser Körper letztendlich mit Hilfe vieler Stoffwechselabläufe entscheiden, wie viele Kalorien er aufnimmt und wie er sie einsetzt. Unsere

Bemühungen, die Kalorienaufnahme einzuschränken, ist ein kurzlebiges und ungenaues Unterfangen. Wenn Du also Dein Gewicht reduzieren willst, limitiere nicht Deine Kalorienzufuhr, sondern führe Dir die richtigen Lebensmittel zu und Du wirst abnehmen.

„Behandeln wir unseren Körper gut, indem wir die richtigen Nahrungsmittel essen, weiß er genau, wie er die Kalorien weg vom Körperfett und hin zu erstrebenswerten Funktionen aufteilt. Der Körper setzt eine Vielzahl hochkomplexer Mechanismen ein, um zu entscheiden, wie die Kalorien verwendet, gespeichert oder verbrannt werden.
Der Konsum von Nahrungsmitteln, die reich an Proteinen und Fetten sind, leiten die Kalorien weg von ihrer Umwandlung zu Körperwärme hin zu ihrer Speicherform als Körperfett. Im Gegensatz dazu bewirken Nahrungsmittel, die protein- und fettarm sind, dass die Kalorien sich in Körperwärme umwandeln und auf diese Weise „verloren" gehen.

Welche Lebensmittel sind reich an Protein und Fetten? Tierisch Lebensmittel! Was für Lebensmittel sind arm an Protein und Fetten? Pflanzliche Lebensmittel!

Erinnere Dich einmal wieder an die Experimente mit den Ratten zurück. Die mit einem Karzinogen belasteten Ratten verhielten sich je nach Art der Nahrung, welche ihnen gegeben wurde, völlig anders. Die Ratten, welche mit einer pflanzlichen Kost gefüttert wurden, waren deutlich fitter und aktiver als diejenigen welche mit tierischer Nahrung gefüttert wurden.

Die China Study bestätigt diese Ergebnisse am Menschen. Menschen die sich pflanzlich ernähren, sind deutlich aktiver und agiler, zudem brauchen sie deutlich weniger Schlaf, als Menschen die im hohen Maße Fleisch konsumieren. Darüber hinaus weisen sie ein gutes Gedächtnis und eine gute Konzentrationsfähigkeit auf. Das Verständnis darüber, dass die Ernährung kleine Verschiebungen im Kalorienstoffwechsel verursachen kann, die daraufhin zu größeren Veränderungen im Körpergewicht führen, ist ein wichtiges und brauchbares Konzept. Es bedeutet, dass es einen geregelten Prozess gibt welches das Körpergewicht kontrolliert und auf Dauer funktioniert.
Für Dich heißt das: Ernähre Dich richtig und iss so viel Du willst - und Du wirst sehen, dass Du trotzdem an Gewicht verlierst. Bei der richtigen Ernährung werden die überschüssigen Kalorien in Form von Wärme verbrannt. Bei der falschen Ernährung werden die überschüssigen Kalorien als Fett eingespeichert und können so zu Übergewicht führen.

Eine richtige Ernährung ist eine pflanzliche vollwertige Kost. Diese sollte reich an komplexen Kohlenhydraten sein und zahlreiche gesundheitliche Nutzen durch die darin enthaltenen Ballaststoffe haben. Sie sollte ebenfalls Schutz vor freien Radikalen durch die Antioxidantien bieten und bei der Gewichtsreduktion helfen.
Eine pflanzliche Ernährung ist aus zahlreichen Aspekten heraus die beste Ernährungsweise für uns Menschen! In dieser Hinsicht kann ich mich nur wiederholen.

Es gibt zwei Arten von Krankheiten. Zum einen Krankheit durch Mangel und zum anderen Krankheit durch Überfluss. Übersetzt und auf ironische Art gesagt bedeutet das: Wir lassen es uns gut gehen und das bringt uns um! Wir leben im Überfluss und sterben im Überfluss. Ich bin mir ziemlich sicher, dass Du Menschen kennst, die vielleicht einen Schlaganfall erlitten haben, einen Herzinfarkt hatten, an Krebs erkrankt sind oder an Fettleibigkeit leiden. Diese Krankheiten sind bei Menschen, die sich traditionell durch vollwertige pflanzliche Kost ernähren, recht selten. Eine solche Kultur gibt es in China. Sobald sich allerdings in diesen Ländern der Wohlstand einstellt, steigt der Konsum von Milch- und Fleischprodukten schlagartig an und damit auch die Erkrankungen die wir aus der westlichen Welt zu genüge kennen. Demnach müsste der Schlüssel für einen Umkehrprozess in Bezug auf ein Wiedererlangen der Gesundheit in der Ernährung liegen, da die Probleme mit der Ernährung anfangen und auch wieder beendet werden können. Zurück zum Ursprung, der von deutlich mehr Gesundheit geprägt war.

Es hat sich in der China Study herausgestellt, dass die Hauptursache an Krebs, an Herzkreislauferkrankungen und an Stoffwechselkrankheiten, wie beispielsweise Diabetes zu erkranken, bei der tierischen Ernährung liegt. Diese Krankheiten, hat nur einen Hauptverursacher: tierische Produkte. Heißt also, es gibt keine bestimmte Diät gegen Herzkreislauferkrankungen, keine bestimmte Ernährungsweise für Stoffwechselerkrankungen etc. Der einzige Weg, an diesen Krankheiten zu einer extrem großen Wahrscheinlichkeit nicht zu erkranken, ist eine pflanzliche und vollwertige Ernährungsweise. Das ist alles was man beachten muss! Es ist kein ausgeklügeltes

Ernährungssystem nötig. Heißt aber auch das Du jetzt nicht nur Dinge essen kannst die am Baum oder in der Erde gewachsen sind, und es bedeutet auch nicht das Du alles komplett roh essen musst. Natürlich ist es so dass bestimmte Lebensmittel Vitamine und Mineralstoffe verlieren, wenn Du sie kochst, allerdings gibt es auch Lebensmittel die Du ohne zu kochen, gar nicht verzehren kannst. Die Sache ist einfach die, Du wirst absolut nicht krank wenn du Mal etwas ungesundes isst, was uns krank macht ist die Gewohnheit und die Regelmäßigkeit mit der wir uns ernähren und das schlägt sich auf die Gesundheit mit erheblichen Folgen nieder.

Es gibt wie gesagt mittlerweile so viele Produkte auf veganer Basis. Selbst für kleinere Heißhungerattacken gibt es genügend vegane Süßigkeiten die Du Dir ohne große Reue und Genuss zuführen kannst. Aber auch selbst wenn du mal etwas komplett Ungesundes isst, stirbst Du ja natürlich nicht direkt! Wenn Du wüsstest wie ich mich früher ernährt habe, würdest Du mich gar nicht ernst nehmen und dir denken: *„Na das ist ja klar das der so lange krank war."* Die Balance muss ganz einfach stimmen. In Deutschland ist es absolut möglich, sich abwechslungsreich und ausgewogen zu ernähren - nutze diese Chance!

Du weißt, Stress ist nicht gerade förderlich für die Gesundheit, er lässt sich allerdings nicht ganz vermeiden und in einem gewissen Maße ist er auch legitim. Gesundheitlich problematisch wird es natürlich erst dann, wenn es zu Dauerstress kommt. Es kommt hierbei auf die Menge des Stresses an und so ist es auch mit der Ernährung.

In Deutschland sind 75% der Männer und 56% der Frauen übergewichtig. Diesen Zahlen nach zu urteilen gehören die Deutschen zu den dicksten Menschen in Europa. Die Fettleibigkeit ist in der westlichen Welt schon fast zu einer Epidemie geworden. Da stellt sich mir die Frage, warum ist das so? Ich kenne nämlich niemanden der gerne dick ist. Kennst Du jemanden? Auch nicht? Na dann ist es doch komisch, dass es so viele übergewichtige Menschen gibt, oder etwa nicht? Mir kommt es manchmal so vor, als ob es viele schon aufgegeben hätten, ihr Übergewicht und die damit einhergehenden gesundheitlichen Probleme zu bekämpfen. So nach dem Motto: " Wenn alle dick sind, ist es ja nicht so schlimm". Alle wollen zwar nicht dick sein, wissen sich aber trotz Informationsüberfluss in Bezug auf Gewichtsreduktion nicht zu helfen und tun nichts gegen ihre Fettleibigkeit. Jeder wird tagtäglich mit Wissen über wie man einen schlanken tollen Körper bekommt überflutet und jedes Jahr gibt es ein neues Programm oder eine neue Ernährungsweise die das Übergewicht bekämpfen soll. Dir wird angeboten Punkte und/oder Kohlenhydrate zu zählen, Blutgruppenanalysen durchzuführen, Formeln für die Berechnung des Kalorienbedarfs zu benutzen. Dir werden Pillen angeboten, ein Kraut aus Übersee, welches die Kilos schnell purzeln lassen soll etc. Diese Dinge sind alles Quatsch! Falle auf solche Sachen auf gar keinen Fall rein! Du wirst nur unnötig leiden und irgendwann frustriert sein, da es langfristig nicht funktioniert und Du nur viel Geld verlieren wirst.

In Bezug auf die Ernährung machst Du alles richtig wenn Du Dich von vollwertiger pflanzlicher Kost ernährst und

nur ab und zu Mal sündigst. Es ist vor allem auch so, wenn Du mal Heißhunger hast und ungesunde Dinge konsumierst, wirst Du dieses Geschmackerlebnis welches Du dabei erfährst deutlich mehr Bedeutung beimessen, als Du es vor Deiner veganen Ernährung getan hast. Du wirst wieder lernen, richtig zu schmecken und die Lebensmittel mehr wertschätzen als zuvor. Essen wird wieder zum Genuss, da Du Deine Geschmacksnerven wieder reaktivierst und sensibilisierst - Du lernst wieder schmecken. Ich spreche aus Erfahrung.
Ich bin mir absolut sicher dass Du, beziehungsweise alle Menschen dieser Welt, im Unterbewusstsein wissen, dass eine pflanzliche Ernährung der Schlüssel zur Gesundheit ist.
Stelle Dir jetzt in diesem Augenblick bitte einen Menschen vor, der in der westlichen Gesellschaft lebt und sich von Chips, Pommes, Cola, Fleisch etc. ernährt.

Hast Du dir ihn bildlich vorgestellt? Gut.
Nun stellst Du Dir jemanden vor der sich rein pflanzlich ernährt und nur selten zu industriell verarbeiteten Lebensmitteln greift.
Wie stellst Du Dir diese Personen vor? Ganz genau!
Die erste Person ist fett und träge, ihr fehlt völlig die Lebensenergie. Die zweite Person ist schlank und fit und voller Lebenslust. Ist es nicht so?
Ich bin mir sicher, dass unsere beiden Vorstellungen zu den zwei Personen in dieselbe Richtung gingen. Das heißt also, wir beide wissen im Grunde genommen wie eine richtige Ernährung auszusehen hat. Keine Pillen, Diäten, Fitnessprogramme etc. werden Dir helfen, auf lange Sicht gesund abzunehmen. Der Schlüssel für ein schlankes, tolles und gesundes Körpergefühl liegt also in

einer Ernährungsweise die aus pflanzlicher Nahrung besteht. Vertraue Deinem Menschenverstand. Du weißt wie Du Dich zu ernähren hast, Dir hat es nur noch niemand gesagt!

Ich spreche hier allerdings von einem Übergewicht, das durch eine ungeeignete Ernährungsweise verursacht wurde und nicht von Menschen die beispielsweise an Schilddrüsenunterfunktion etc. leiden und aufgrund solcher Krankheiten übergewichtig sind. Fühle Dich nur angesprochen, wenn Dein eventuelles Übergewicht ernährungsbedingt entstanden ist und nicht aufgrund von diversen Fehlfunktionen.

In vielen Studien wurde bewiesen, dass Menschen die sich vegetarisch und/oder vegan ernähren, 3 bis 14 kg leichter sind als solche die tierische Nahrung zu sich nehmen. Menschen die aufgrund der falschen Ernährung übergewichtig sind, waren nach einer dreiwöchigen veganen Ernährung ohne die Kalorienzufuhr zu verringern über 7kg leichter - und dieses Gewicht konnte bei einer pflanzlichen Ernährung auch langfristig gehalten und nach Belieben noch weiter verringert werden.

Wie oft kommt es bei einer Diät zu dem berühmten Jo-Jo Effekt?
Wie oft ist man nach einer Diät sogar schwerer als zuvor?

Ich erzähl Dir jetzt Mal kurz und knapp was bei einer herkömmlichen Diät mit dem Körper passiert und weshalb diese Diäten von Anfang an zum Scheitern verurteilt sind.

Was passiert also bei einer Diät:

Durch die Senkung der Kalorienanzahl während einer Diät verlangsamt der Körper den Stoffwechsel, dadurch verbraucht er weniger Energie, sprich Kalorien, um die Körperfunktionen aufrecht zu erhalten – er arbeitet sozusagen im Sparmodus. Hinzu kommt es zum Abbau von Muskelmasse, und Muskelmasse verbrennt bekanntlich Kalorien. Nach dem Ende der Diät hat man dann an Gewicht abgenommen und erhöht die Kalorienzufuhr wieder, da man zu der alten Ernährungsweise zurückkehrt. Da nun aber der Körper noch im Sparmodus arbeitet und zusätzlich weniger Muskelmasse vorhanden ist als vor der Diät, können die überschüssigen Kalorien nicht verbrannt werden und werden dann vom Köper als Fett gespeichert.
Die Lösung aller Gewichtsprobleme ist eine Ernährung, die auf vollwertige pflanzlichen Nahrungsmitteln basiert, verbunden mit einem angemessenen Maß an körperlicher Betätigung.
Es handelt sich hierbei vielmehr um eine langfristige Änderung der Lebensgewohnheiten, die eine anhaltende Gewichtsreduktion bewirkt und gleichzeitig das Risiko chronischer Erkrankungen minimiert.
Du kannst also schlank und fit sein ohne hungern zu müssen.
Du kannst sogar mehr Kalorien zu Dir nehmen als Fleischesser und Du wirst trotzdem abnehmen und schlanker sein als je zuvor. Was ist das Geheimnis? Ein Faktor ist der Prozess der Thermogenese, welcher sich auf die Produktion von Körperwärme während der Stoffwechselprozesse bezieht. Es wurde beobachtet, dass Vegetarier eine etwas höhere Stoffwechselrate in

Ruhephasen aufweisen, was bedeutet, dass sie etwas mehr ihrer aufgenommenen Kalorien als Körperwärme verbrennen, anstatt sie als Körperfett zu speichern. Die Wahl der Nahrungsmittel entscheidet darüber, wie der Körper mit den Kalorien umgeht. Die einen Nahrungsmittel sorgen dafür, dass sie als Fett gespeichert werden, die anderen dafür, dass sie als Wärme verbrannt werden.

Zurück zu den Experimenten auf den Philippinen. Die Ratten, die eine pflanzliche Nahrung konsumierten, waren ja bekanntlich fitter und bewegten sich auch deutlich mehr als die Ratten, die tierische Nahrung konsumierten, nicht wahr? Campbell hierzu in seiner China Study: *„Der Vorteil der Kombination von Ernährung und körperlicher Aktivität zur Gewichtskontrolle wurden mir durch eine sehr einfache Studie mit unseren Versuchstieren klar. Erinnern Sie sich daran, dass unsere Versuchstiere entweder mit einer Kost bestehend aus traditionellen 20% Kasein (Kuhmilchprotein) gefüttert wurden oder mit einer Kost mit dem viel niedrigeren Kaseinanteil von 5%."* Die mit 5% Kasein gefütterten Ratten liefen freiwillig doppelt so viel wie die Ratten mit 20% Kasein. Das Bedürfnis nach Bewegung war in einem deutlich höheren Maße vorhanden.

Eine Ernährung basierend auf pflanzliche Nahrungsmittel sorgt dafür, dass Kalorien als Körperwärme abgegeben werden, anstatt als Körperfett gespeichert zu werden. Zudem fördert sie die körperliche Aktivität, welche zusätzlich gewichtsreduzierend wirkt.

Welche Argumente sind jetzt noch nötig um Dich für eine vegane Ernährung zu entscheiden? Auf die Gene kannst Du es auch nicht mehr schieben, denn in der China Study wurde festgestellt, dass im ländlichen Raum Chinas, in dem sich die Bevölkerung pflanzlich ernährte, keine adipösen Menschen vorhanden waren. Chinesen, die aus diesen Regionen kamen und in westliche Länder auswanderten, bekamen dagegen oftmals Gewichtsprobleme. Es liegt also nicht an den Genen, sondern am Lebensstil - an der abrupten Ernährungsumstellung sobald man die westlichen Essgewohnheiten aufnimmt. Die Chinesen die in ihrer Heimat leben sind nicht von Adipositas betroffen und diejenigen die ausgewandert sind leiden sehr wohl an Adipositas und den damit einhergehenden Krankheiten.
Es ändern sich ja nicht bei einer Auswanderung beim Überschreiten der Grenzen schlagartig die Gene.

Es liegt nicht in der Familie, dass Du eventuell dick bist oder mehr wiegst. Du musst ganz einfach Deine Ernährung ändern, hier liegt der Kern der Ursache den es zu verändern gilt!

Ganz außer Acht kann man die Gene allerdings natürlich auch nicht lassen, da wir aus solchen bestehen. Sie bestimmen wie alles in unserem Körper funktioniert. Es gibt keine Physiologie des Körpers, die nicht über die Gene bestimmt wird.
In der China Study fand man heraus, dass es bei Chinesen in den ländlichen Regionen mit „schlechteren Genen" nicht sehr viel an ungesunden Lebensstils bedurfte bis sie dick wurden, andere Chinesen mit

„besseren Genen" konnten deutlich mehr eines ungesunden Lebensstils tolerieren.
Sind für diese Tatsache dann die Gene oder die Ernährung verantwortlich? Natürlich die Ernährung!

Je nachdem wie Deine Gene sind, fällt es einem leichter oder eben schwerer an Gewicht zuzulegen. Die Gene sind nicht die Ursache für Adipositas. Zur Erlangung und der anschließenden Bewahrung des Wunschgewichtes ist eine langfristige Entscheidung notwendig. Eine Crashdiät bei der die Kalorien schlagartig gesenkt werden, kann nicht funktionieren. Das Übergewicht wurde ja auch über einen längeren Zeitraum aufgebaut. Du kannst nicht erwarten, dass Du durch eine kurzzeitige Diät langfristige Fehler korrigieren kannst. Wenn Dich ein falscher und ungesunder Lebensstil in die Situation des Übergewichts gebracht hat, musst Du Dir plump gesagt einen neuen, einen anderen Lebensstil aneignen. Dies ist die Lösung zu körperlichem Wohlbefinden und Gesundheit. Eine kurzfristige Abkehr von Deinem alten Lebensstil wird auch nur eine kurzfristige Abkehr von den damit verbundenen Problemen herbeiführen. Es ist wie mit allem im Leben, ohne entsprechenden Willen und Hartnäckigkeit wirst Du es nicht schaffen. Deine Ergebnisse werden Deiner Investition beigemessen.

Eine typische Diät ist darauf aus, so schnell wie möglich durch eine Kalorienrestriktion an Gewicht zu verlieren. Sie führt nur dazu, dass Du nach Beendigung dieser Diät wieder zum alten Lebensstil übergehst, was dann zum Jo-Jo Effekt und anschließend zu Frustration führt. Eine solche Herangehensweise in Bezug auf die Bekämpfung von Adipositas kann und wird nicht funktionieren. Niemals!

Fange an so viel zu essen wie Du willst, jedoch unter der Bedingung, dass es die richtigen Lebensmittel sind. Ich garantiere Dir, Du wirst nicht zunehmen, probiere es einfach Mal, was hast Du dabei zu verlieren?

Du wirst merken dass Du Dich durch Deine umgestellte Ernährung schon recht schnell gesünder fühlst und deutlich fitter und aktiver bist.

Um Gewicht zu verlieren brauchst Du nicht zu hungern, da Du dies sowieso nicht auf Dauer aushalten kannst. Diese Tatsache liegt daran, dass Du ein Mensch bist und Menschen sind nun Mal so gemacht, dass sie berechtigterweise Freude am Essen haben wollen. Sich hungrig zu fühlen ist ein Zeichen, dass etwas nicht stimmt. Andauernder Hunger führt dazu, dass der Körper den Stoffwechsel herunterfährt. Du verlierst nicht nur Muskelmasse, sondern Du fährst während der Diät auch den Stoffwechsel herunter, was der Grund für eine relativ geringe Gewichtsreduktion in einer Diät ist. Dein Körper bemerkt die reduzierte Kalorienmenge und schaltet automatisch auf Sparflamme, er fährt den Stoffwechsel herunter und sorgt damit für einen geringeren Kalorienverbrauch. Das Körper denkt, dass Du Dich in einer Krisenzeit befindest und nicht genügend Kalorienauftreiben kannst, deshalb versucht er Dich vor dem drohenden Hungertod zu schützen und versucht zu sparen wo er kann. Darum ist es so, dass eine Diät kaum bis nichts auf lange Sicht bringt, ganz davon abgesehen, dass sie ungesund und qualvoll ist. Wenn Du Deinem Körper das richtige an Nahrung gibst, wird er das richtige damit machen.

Ich habe zuvor über die Todesursache Nr.1 bei Frauen - dem Brustkrebs geschrieben. Nun widmen wir uns dem Thema Prostatakrebs, der Todesursache Nummer 1 unter den Krebserkrankungen beim Mann. In der China Study hat Campbell herausgefunden, dass die Häufigkeit von Prostatakrebs zwischen den verschiedenen Ländern dieser Welt stark variiert. Eine hohe Häufigkeit von Prostatakrebs gibt es hauptsächlich in Gesellschaften mit westlichen Lebensgewohnheiten. Männer, welche die westlichen Ernährungsgewohnheiten übernehmen, übernehmen auch das Erkrankungsrisiko. Das zeigt eindeutig, dass der Lebensstil als Risikofaktor eine entscheidende Rolle spielt. Die Ernährung kann die Gene nicht verändern, demzufolge muss die Ernährung in Bezug auf eine Erkrankung an Prostatakrebs deutlich entscheidender sein als die Gene.

Des Weiteren wurde in zahlreichen Studien ein starker Zusammenhang von Milchprodukten und Prostatakrebs beobachtet. Dies ist einer der signifikantesten Ernährungsfrühindikatoren für Prostatakrebs in der veröffentlichten Literatur. In diesen Studien wiesen Männer mit dem höchsten Konsum an Milchprodukten ungefähr das doppelte Risiko für die gesamte Prostatakrebserkrankungen auf und ein bis zu vierfaches Risiko für metastasierenden oder tödlichen Prostatakrebs im Vergleich zu Männern mit einem niedrigen Konsum an Milchprodukten. Die Studien auf den Philippinen wurden wieder mal bestätigt.
Bei den Umweltfaktoren bestehen Korrelationen zwischen dem Pro-Kopf-Konsum von Fleisch- und Milchprodukten und der Prostatakrebssterblichkeitsrate. In diesen Studien waren die hauptsächlichen

Tierproteinlieferanten Fleisch, Milchprodukte und Eier, häufig mit einem höheren Risiko für Prostatakrebs assoziiert" Es geht gar nicht um Milch an sich, sondern um tierische Produkte generell.

Warum ist das so?

Was machen tierische Produkte mit der Prostata des Mannes bzw. zu welchen Veränderungen führt eine tierische Ernährungsweise bei der männlichen Prostata? Hierbei gibt es drei Mechanismen. Der erste betrifft ein Hormon, welches das Wachstum von Krebszellen beeinflusst. Hierbei handelt es sich um das insulinähnliche Wachstumshormon (IGF 1). Es stellte sich heraus, dass dieses Wachstumshormon der Frühindikator für Krebs ist, so wie Cholesterin ein Frühindikator für Herzerkrankungen ist. Normalerweise reguliert es die Wachstumsrate der Zellen, wie sie sich vervielfältigen und wie alte Zellen beseitigt werden. Bei einer ungesunden Ernährung hat dieses Hormon jedoch eine entgegengesetzte Wirkung. Erstens, steigert es die Teilungsrate der Zellen und zweitens, wird die Beseitigung der alten Zellen gehemmt, dies ist problematisch für die Gesundheit der Zellen und kann zu Krebs führen. Du weißt, der Konsum von tierischen Lebensmitteln erhöht im Blutspiegel den insulinähnlichen Wachstumshormons und eine Erhöhung dieses Wachstumshormons kann, wie Du gesehen hast, zu Problemen führen. Studien zeigten, dass Männer mit erhöhtem Wachstumshormon ein fünffach erhöhtes Risiko, haben an Prostatakrebs zu erkranken. Der zweite Mechanismus hängt mit Vitamin D zusammen. Woher bekommt man Vitamin D? Zu 10% aus der Nahrung und zu 90% aus der Sonne. Es handelt sich um die UVB Strahlen, sie sind für die Vitamin D Produktion in der Haut verantwortlich. Aus diesem Grund ist es auch aus gesundheitlichen Gründen völlig gleich ob man ins Solarium geht oder nicht, da in den Solarien dieser Welt hauptsächlich die bräunenden UVA Strahlen verwendet werden. Um Vitamin D zu bekommen ist das Solarium also nicht geeignet.

Mehr als die Hälfte der Deutschen leiden an einem Vitamin D Mangel - und zwar nicht nur in der dunklen Jahreszeit, sondern auch im Sommer. Warum ist das so? Das liegt daran, dass viele Menschen selbst im Sommer in geschlossenen Räumen bleiben und wenn sie dann doch rausgehen sich von oben bis unten mit Sonnencreme einschmieren, so dass die UVB Strahlen der Sonne keine Chance haben, bis zur Haut durchzudringen und somit auch kein Vitamin D zu produzieren. In der Regel brauchen Männer mehr Sonnenlicht und damit auch Vitamin D als Frauen, da Männer für gewöhnlich mehr Hautpigmente haben. Diese schützen vor Sonnenlicht, und Frauen haben weniger davon.
Warum?

Frauen brauchen im Fall einer Schwangerschaft mehr Vitamin D, um eben einen zweiten Organismus zu versorgen. Dunklere Hauttypen brauchen daher mehr Zeit in der Sonne, um ihren Vitamin D bedarf zu produzieren. Ein großes Problem ist die Unterversorgung beim Fötus. Bei Vitamin D denken wir als erstes an Schutz vor Osteoporose, denn wenn Du ausreichend mit Vitamin D versorgt bist, kannst Du mehr Calcium aus der Nahrung herausholen, welches sich dann im Blut befindet und anschließend auch besser in den Knochen eben mit der Hilfe von Vitamin D eingebaut wird. Kleinere, kurze Sonnenbäder reichen für eine gute Vitamin D Versorgung aus, da Dein Körper selbst noch nach 24 Stunden nach einem Sonnenbad dieses ans Blut abgibt. Du musst also nicht 8 Stunden in der milden Sonne liegen, kurze Sonnenbäder reichen völlig aus. Vitamin D ist bekannt dafür, dass es vor Osteoporose, vor Autoimmunerkrankungen und sogar vor Krebs schützt. Unsere Ernährung bestimmt, wie viel aktives Vitamin D produziert wird. Das Tierprotein blockiert jedoch die Produktion des aktiven Vitamin D. Das Vitamin D wird in der Niere aktiviert. Es entsteht Calcitriol und tierische Lebensmittel sorgen eben dafür, dass weniger von davon entsteht. Das aktive Vitamin D ist in der Lage, an die Rezeptoren der Zellen anzudocken. Rezeptoren musst Du Dir wie ein Schloss vorstellen, und nur der letzte Schritt in der menschlichen Niere führt dazu, dass das Schloss geöffnet werden kann.

Das heißt, tierische Nahrung führt zu niedrigeren Vitamin D Spiegeln - und niedrigere Vitamin D Spiegel geht mit einem vermehrten Erscheinen von Prostatakrebs einher.

„Die umfassenden wissenschaftlichen Resultate über diese interagierenden Netzwerke unterstützen die Schlussfolgerung, dass der Konsum von Milchprodukten und Fleisch ernste Risikofaktoren für Prostatakrebs darstellen."

T. Colin Campbell

Damit wurden die Tierexperimente komplett am Menschen bestätigt und Du hast somit alle Argumente für

eine vollwertige pflanzliche Ernährung auf Deiner Seite. Der Erhalt Deiner Gesundheit liegt in Deinen Händen. Gesundheit kann man sich nicht kaufen und sie lässt sich auch nicht von Deinem Arzt verschreiben. Du musst Dir selbst an die Nase fassen und anfangen, Dich zu ändern - es wird sich rentieren, das verspreche ich Dir!
Du hast jetzt die Informationen, und jetzt liegt es an Dir, diese in die Tat umzusetzen.
Ich bin zwar nicht sonderlich gläubig, aber schon in der Bibel wird die pflanzliche Nahrung als die einzig richtige Nahrung beschrieben, nur so als kleine Randnotiz.

Was will ich nun also von dir?

Ich will, das Du dich vegan oder zumindest flexetarisch ernährst! Die Gründe für diese Ernährungsweise dürften in dem obigen Text deutlich herausgekommen sein.
Der optimale Anteil von tierischen Produkten in der Ernährung liegt bei null %. Jede Verringerung von tierischen Produkten in Deiner Nahrung bringen Dir also gesundheitliche Vorteile. Wenn Du eine Prädisposition für eine degenerative Erkrankung hast, solltest Du völlig auf tierische Lebensmittel verzichten.
Die Gründe, sich nicht von tierischen Lebensmitteln zu ernähren, sind unzählig und an mehreren Studien, nicht nur anhand der China Study, belegt.

Kapitel 3: Betreibe regelmäßig Sport

„Keine Stunde, die man mit Sport verbringt, ist verloren"

Winston Churchill

Teil 1: Analysiere Deine Ist-Situation

Das Thema Ernährung ist nun abgehackt und wir können uns gemeinsam dem Kapitel Sport widmen, welcher selbstverständlich ebenfalls eine wichtige Komponente in Bezug auf Deine Gesundheit spielt. Wie Du bereits schon weißt, ist es so, dass Menschen die sich hauptsächlich oder ausschließlich pflanzlich ernähren, sich freiwillig deutlich mehr bewegen, als Menschen die sich von tierischen Produkten ernähren. Das heißt also dass erstere den Prozess des Abnehmens noch zusätzlich durch ihr starkes Bedürfnis sich zu bewegen verstärken. Wenn Du Sport betreibst, hilft dieser Dir also zusätzlich Dein Gewicht zu reduzieren, Dein Herz zu stärken und Dein Herzerkrankungsrisiko zu verringern. Mangelnde Bewegung ist einer der Hauptrisikofaktoren für Typ 2 Diabetes. Bei Diabetespatienten wurde gezeigt, dass durch Sport die Blutzuckerwerte unter Kontrolle gehalten werden konnten. Mäßige bis starke körperliche Aktivität senkt das Risiko an Darm-, Lungen oder Brustkrebs zu erkranken. Außerdem führt häufige sportliche Betätigung zu stärkeren Muskeln, Sehnen, Bändern und Knochen, also verringerst du so auch deine Verletzungsanfälligkeit.

Des Weiteren wurde in zahlreichen Studien ebenfalls belegt, dass körperliche Aktivität das psychologische Wohlbefinden, die Art wie wir mit Stress umgehen und die Arbeitsweise unseres Gehirns (wie das treffen von Entscheidungen, Planen und Kurzzeitgedächtnis) verbessert, Angstgefühle verringert und gesunde Schlafmuster fördert. Klinische Studien liefern Beweise dafür, dass Sport zur Behandlung von Depressionen eingesetzt werden kann. Bei älteren Menschen kann körperliche Aktivität helfen, das Risiko an Demenz und Alzheimer zu erkranken zu verringern.

Wie viel Sport ist denn jetzt eigentlich ausreichend?

Neuen Empfehlungen aus Großbritannien und den USA zufolge, sind regelmäßige Dosen sportlicher Aktivität von eher mittlerer Intensität anzuraten. Beispielsweise fördert täglich 30 minütiges Laufen bei flottem Tempo die physische und mentale Gesundheit. Sport in mehreren kleinen Einheiten - etwa 2 oder 3 Mal je 10 Minuten - ist fast genau so effektiv wie die gleiche Aktivität an einem Stück. Dies lässt sich beim heutigen geschäftigen Lebensstil auch leichter realisieren. Für diejenigen, die geplante sportliche Aktivität verabscheuen oder keinen Sport treiben können, kann eine Verringerung der im Sitzen zugebrachten Tätigkeiten genauso förderlich sein. Wenn man einfach täglich nur eine Stunde lang steht, anstatt Fernsehen zu schauen, verbraucht man pro Jahr den Gegenwert von 1-2 kg Fett. Mehr sportliche Betätigung ist allerdings durchaus zu empfehlen und bringt zusätzlich zahlreiche gesundheitliche Nutzen!

Übergewichtige Menschen sollten bei der Wahl ihrer körperlichen Aktivität mit Bedacht vorgehen um Gelenkschäden zu vermeiden. Schwimmen und Radfahren sind Beispiele keine gewichtsbelastende sportliche Aktivitäten und für stark übergewichtige Menschen die beste Wahl.

Fakt ist, dass regelmäßig betriebener Sport Dein Leben um Jahre verlängern kann indem das Krankheitsrisiko gemindert und die Lebensqualität (verbesserte mentale Gesundheit, Flexibilität und Ausdauer) verbessert wird. In der laufenden Forschung wird der körperlichen Aktivität und ihrer Rolle für die Gesundheit wesentlich mehr Aufmerksamkeit gewidmet werden als in den vergangenen Jahren.
Es gibt noch zahlreiche weitere Gründe, weshalb Du unbedingt Sport in einem regelmäßigen Ausmaß betreiben musst, dies würde allerding den Rahmen
dieses Buches sprengen.

Nun kommen wir zur Analyse Deiner Ist- Situation. Eine solche ist auch hier wieder sehr sinnvoll, da Du so einen Überblick über Deine aktuellen sportlichen Beschäftigungen oder auch Nichtbeschäftigung erhältst und somit eventuelle Potenziale und/oder Schwächen erkennen und auf diese eingehen kannst.
Nehme Dir ein Blatt Papier und schreibe - wie schon zuvor mit deinen Essgewohnheiten - Deine gesamten sportlichen Aktivitäten auf, die Du innerhalb einer Woche bzw. generell machst. Spielst Du vielleicht Tennis? Gehst Du ins Fitnessstudio oder machst Du Deine Übungen zu Hause? Gehst du öfters lange

Spaziergänge an der frischen Luft? Schreibe es auf! Zögere nicht und tu es jetzt!

Teil 2: Suche dir die richtige Sportart

Nach dem Du jetzt eine Selbstanalyse Deiner sportlichen Betätigungen gemacht hast und dabei eventuell rausgekommen sein sollte, dass Du eine für Dich passende Sportart oder ähnliches noch nicht gefunden hast, machen wir uns nun gemeinsam an die Arbeit eine solche für dich zu finden.

Die richtige Sportart zu entdecken ist absolut wichtig, da Du die diese gerne und somit auch regelmäßig durchführen wirst - und Regelmäßigkeit ist ein absolutes *Muss* in Bezug auf Deine sportliche Betätigung. Gehst Du einer sportlichen Aktivität nicht regelmäßig nach, führt das zu nicht nachhaltigen Ergebnissen und Du verfehlst Deine Absicht.

Aber wie definiert sich denn jetzt eigentlich eine richtige Sportart? Aus welchen Komponenten setzt sich eine solche zusammen? Ganz einfach!

Die richtige Sportart qualifiziert sich dadurch, dass sie Dir in erster Linie Spaß macht, Dich genügend fordert und damit Deinen gesundheitlichen Ansprüchen gerecht wird und Deinen körperlichen Fähigkeiten entspricht. Außerdem solltest Du ein möglichst niedriges Verletzungsrisiko aufweisen, da Du ja möglichst lange und gesund leben und Dich nicht ständig mit Verletzungen rumschlagen willst. Wichtig wäre es eventuell auch, dass Du diese Sportart mit Jemand gemeinsam oder vielleicht sogar mit einer ganzen Mannschaft durchführen kannst, dazu komme ich später allerdings nochmal zu sprechen.

Stelle jetzt also sofort Überlegungen an, was die richtige Sportart anhand der zu erfüllenden Kriterien für Dich sein könnte.

Als Orientierung schreibe ich Dir hier ein paar Sportarten auf, welche sich sehr gut für Deine Gesundheit eignen, Dir mit Sicherheit Spaß machen werden, eventuell sogar Deinem Naturell entsprechen, sehr weit verbreitet - sprich populär sind - und die Du teilweise auch gut mit Freunden oder Kollegen ausüben kannst. Des Weiteren möchte ich Dir, falls Du stark übergewichtig bist oder Gelenksprobleme hast, die Sportarten Schwimmen und/oder Radfahren ans Herz legen.

Vorschläge für gesunde sportliche Aktivitäten die Dir eventuell gefallen könnten und helfen werden:

Squash:

Squash ist - nach einem von Wissenschaftlern und Fachexperten entwickelten Bewertungssystem, welches Kriterien wie Anforderungen an die Kondition, Forderung und Aufbau der Muskulatur usw. über ein Punktesystem abfragt – die gesündeste Sportart die Du überhaupt machen kannst. Ein nur 30-minütiges Squash-Spiel stellt ein hervorragendes Cardio-Work-out dar. Durch die ständigen, schnellen Bewegungen kommt es zu einer gesunden Belastung Deiner Muskulatur, welche dadurch zum Wachstum angeregt wird. Auch die Flexibilität der Gelenke erhöht sich und das alles bei einem hohen Kalorienverbrauch mit gleichzeitig niedrigem Verletzungsrisiko, die optimale Sportart eben.

Rudern:

Ein höchst effektiver, herausfordernde und gleichzeitig entspannender sowie naturnaher Sport ist sicherlich das Rudern und deshalb auf dem zweiten Platz der gesündesten Sportarten. Beim Rudern werden viele Kalorien verbraucht, das Verletzungsrisiko ist im Verhältnis zu anderen Sportarten relativ gering, der ganze Körper wird genutzt und die Kondition gesteigert. Da kein großes Gewicht gestemmt wird, werden lange, ausdauernde Muskeln gebildet und gefordert, was Dir zu einer muskulösen und athletischen Figur verhelfen kann. Wenn Du dich nicht aufs Wasser traust gibt es zur Not auch noch die Rudermaschine im Fitnessstudio, was allerdings erfahrungsgemäß vom Spaßfaktor her nicht mit dem Rudern auf dem Wasser zu vergleichen ist.

Klettern:

Solange Du nicht abrutschst und in die Tiefe stürzt, stellt Klettern einen hervorragenden - da effektiv und gesund - Sport dar, heißt also für Dich, dass bei dieser anspruchsvollen Sportart Sicherheit oberste Priorität haben muss. Bei relativ niedrigem Verletzungsrisiko (eine gute, professionelle Absicherung setze ich voraus), wird beim Klettern nahezu jeder Muskel eingesetzt, gestreckt und angespannt, so dass lange, starke und ausdauernde Muskeln in den Armen und Beinen, aber auch im Rücken und in den Schultern aufgebaut werden können. Anfänger ist zu empfehlen an leichten Wänden in Kletterhallen oder auf künstlichen "Boulder-Bergen" zu beginnen.

Schwimmen:

Beim Schwimmen wird auch bei hohem Eigengewicht die Schonung der Gelenke garantiert, so befindet sich Schwimmen auf Platz vier der gesündesten Sportarten. Allerdings ist hier die Technik entscheidend: Nur paddeln oder plantschen hat natürlich keinen so großen Mehrwert für Kondition, Gesundheit und Stärke, wie bei den meisten Sportarten kommt es vor allem auf die richtige Ausführung an. Das Schwierige ist beim Schwimmen, auch bei langen Strecken eine saubere Technik beizubehalten. Kümmere Dich zu Beginn erst um einen technisch tadellosen Schwimmstil, erst dann solltest Du auf Geschwindigkeit und Ausdauer trainieren.

Skilanglauf:

Gerne werden die Vorteile des Skilanglaufs für den gesamten Körper nicht beachtet. Dabei kann kaum eine andere Sportart den Skilanglauf schlagen, wenn es um ein Allround-Work-out für den ganzen Körper geht, denn hierbei wird jede große Muskelgruppe eingesetzt. Aufgrund unterschiedlicher Gegebenheiten auf der Skistrecke ist dabei ein exzellentes Intervall-Training möglich, welches die Ausdauer steigert, die Muskeln fordert und aufbaut und schließlich verlässlich Kalorien verbrennt, ebenfalls eine sehr zu empfehlende Sportart.

Ich habe hier nur eine kleine Auswahl von geeigneten Sportarten aufgelistet, Du kannst Dich natürlich auch für eine ganz andere entscheiden, solange Dir diese gut zusagt.
Werde Dir jetzt bewusst, welche sportliche Aktivität Du

durchführen willst. Oftmals ist eine Kombination aus Einzel- und Mannschaftssport am besten, da Du so beide Seiten kennenlernst und wichtige Erfahrungen sammeln kannst.

Teil 3: Trainiere richtig

Welche sportliche Aktivität Du durchführen willst ist dir nun klar. Jetzt geht es darum, diese auch richtig durchzuführen und Dir die richtige Technik anzueignen die von Nöten ist, um diese Sportart auch zu beherrschen.

Einer meiner sportlichen Aktivitäten ist es zum Beispiel, dreimal die Woche ein spezielles Training gezielt für den Muskelaufbau im Fitnessstudio zu absolvieren. Hierbei brauche ich einen klaren Plan, wie und was ich trainieren will. Falls Du beispielsweise beim Krafttraining keine Ahnung davon hast was Du da tust, kann dies zu ausbleibenden Resultaten bis hin zu schweren gesundheitlichen Problemen führen. Wenn Du ohne illegale Substanzen, sprich auf natürlicher Weise Muskeln aufbauen willst, kannst Du beispielsweise nicht so trainieren wie ein Profibodybuilder der mit endlosen Sätzen seine Muskeln bearbeitet und größtenteils nur auf Pump trainiert.

Du kannst Dir durch Dein Unwissen und die damit verbundene falsche Ausführung der Übungen Deine Gelenke zerstören oder Dir anderweitig Schaden zufügen.

Neben dem Kraftsport im Fitnessstudio spiele ich jeweils noch einmal in der Woche Tennis und Basketball. Vor

allem beim Tennis ist es ebenfalls sehr wichtig, dass Du Ahnung von dem Sport hast. Du musst die Technik beherrschen, da Du bei einer falschen Ausführung leicht einen Tennisarm kriegen kannst, dieser schmerzt extrem und behindert Dich im Alltag, glaub mir, ich spreche leider aus Erfahrung.
Ich will Dir jetzt aber keine Angst machen, sondern Dich auffordern, Dich mit der Sportart deiner Wahl gut auseinanderzusetzen. Informiere dich, schaue Dir Videos an, lese Bücher, spreche mit Erfahreneren Sportlern und hole dir zumindest für den Anfang einen Trainer!

Es ist außerdem sehr wichtig, dass Du Deinen Sport mit dem nötigen Ehrgeiz durchführst. Es soll jetzt nicht so sein, dass Du völlig verbissen trainierst und an nichts anderes mehr denken kannst, aber bei allem Spaß den Du bei der Ausübung Deines Sports haben solltest, solltest Du gleichzeitig auch mit einem gewissen Ehrgeiz an Dein neues Hobby rangehen.

Aber warum musst Du Ehrgeiz zeigen?
Es kommt immer darauf an welche Art von Typ Du bist.
Bist Du eher Jemand er sich selbst etwas beweisen will oder vielleicht jemand der erst im Wettstreit mit einem anderen aufgeht. Eins steht jedenfalls fest, Ehrgeiz motiviert enorm und motiviert muss Du unbedingt sein um regelmäßig bei der Sache zu bleiben und Freude zu empfinden. Ehrgeiz ist zwar wichtig, aber wie schon gesagt darfst Du es allerdings auch nicht übertreiben. Erstens regst Du Dich dann viel zu viel auf, da Du zu viel von Dir erwartest und dies zu Enttäuschung und negativen Erfahrungen führt. Zweitens willst Du ja kein Profisportler werden. Die meisten professionell

betriebenen Sportarten gehen stark zu Lasten des Körpers und der Gelenke, da Du jeden Tag stundenlang trainieren musst. Das ist ebenfalls nicht gesund und demnach nicht für Dich zu empfehlen, da Du ja ein ganz anderes Ziel verfolgst als ein Profisportler.
Sehr wichtig ist es auch dass Du, selbst wenn Du ein Einzelkämpfer bist, Dir auch eine Mannschaft suchst mit der Du Deinen sportlichen Ertüchtigungen nachkommen kannst.

Beispielsweise ist Tennis ein Einzelsport wenn man nicht gerade im Doppel zusammen spielt, trotzdem bin ich in einer Mannschaft mit der ich mich über gemeinsame Siege freuen und mich über Niederlagen ärgern kann. Eine Mannschaft gibt dir Halt und Zuspruch auch wenn Mal nicht alles so funktioniert wie Du Dir das vorstellst. Außerdem ist es so, dass Du immer jemanden hast mit dem Du dich messen kannst. In einem Sportverein können echte Freundschaften entstehen, die Dein Leben zusätzlich bereichern werden.
Eine Mannschaft entwickelt in Dir zunehmend das Gefühl von Geschlossenheit und dies sorgt nochmal zusätzlich dafür, dass Du Deinen Sport mit der nötigen Hingabe verfolgst und diesen so auch kontinuierlich betreibst, da Du Dein Team ja nicht im Stich lassen und somit ausgegrenzt werden willst.
Heißt also, jetzt am Beispiel von Tennis, Du bist Einzelspieler und für Deine Siege und Niederlagen selbst verantwortlich, zeitgleich hast Du dennoch eine Mannschaft die hinter dir steht und dir Halt gibt. So kannst Du die Vorteile einer Mannschaft genießen und trotzdem einzelkämpferisch agieren.
Noch intensiver ist das Mannschaftsgefühl natürlich

dann, wenn Du mit einem Team zusammen sportlich aktiv bist und gegen andere Mannschaften spielst oder antrittst. Es ist zu empfehlen, dass Du dich zumindest einem mannschaftlichen Sport widmest.

So bist Du schon fast regelrecht gezwungen, Dir für Deine Gesundheit in einem noch so vollgepackten Tag Zeit zu nehmen. Nehme Dir diese Zeit, sie ist sehr wichtig für Dich!

Teil 4: Beschäftige Dein Gehirn

Je älter ein Mensch wird, desto vergesslicher und schlechter arbeitet das Gehirn. Das Stirnhirn des Menschen nimmt ohne entsprechendes Training immer mehr an Funktionsfähigkeit ab, da es nicht ausreichend gefordert wird, was sich dann in zunehmend nachlassender Gedächtnisleistung niederschlägt.

Die meisten Menschen tun kaum was für ihr Gehirn. Der Körper wird im besten Fall noch trainiert und das Gehirn zwar dadurch auch, allerdings leider noch in weitaus viel zu geringem Maße.

Denke immer daran, das Gehirn ist Dein wichtigstes Organ und Dein größter Muskel – nicht Dein Bizeps. Einen Muskel musst Du, um für Wachstum zu sorgen, trainieren, sonst wird er kleiner. Genauso verhält es sich auch mit Deinem Gehirn.

Dieses steuert die Funktionen Deines Körpers, es ist der zuverlässige Koordinator, von dem Du glaubst, dass er zum Bewältigen seiner Aufgaben keine Unterstützung und keine Zuwendung braucht. Das ist absolut falsch!

Ich fordere Dich hiermit auf, einmal nachzudenken. Überlege Dir bewusst, was Dein Gehirn für Dich tut! Bist

Du Dir bewusst, welche Arbeit es tagtäglich leistet? Bist Du Dir im Klaren darüber, wie es um Deinen Körper bestellt wäre, wenn Dein Gehirn nur einen winzigen Teil seiner Aufgaben nicht mehr wahrnehmen würde?
Beantworte Dir diese Fragen und fange an zu handeln!

Neuronale Netzwerke koordinieren in Deinem Gehirn Kontrollfunktionen wie Aufmerksamkeit und Konzentration, diese nehmen mit der Zeit ab, wenn sie nicht trainiert bzw. benutzt werden - nach dem Motto „Use it or loose it"!
Das Gehirn sieht keinen Grund darin zu wachsen, wenn es nicht vermittelt bekommt das es gebraucht wird; deshalb beginnt es mit der Zeit, zunehmend zu schrumpfen, und dies ist ein natürlicher Prozess den es zu bekämpfen geht.
Vor allem mit zunehmendem Alter wird es immer wichtiger, seine Aufmerksamkeit und Konzentration zu trainieren, sonst gehen sie verloren.
Der Neuropsychologe Lutz Jäncke hält viele Aufgaben, welche fürs Gedächtnistraining gut geeignet sein sollen, für nutzlos.
Jäncke nennt hier beispielsweise das Kreuzworträtsel, welches ältere Menschen häufig in der Lage sind, in wahnsinnigen Geschwindigkeiten zu lösen, da sie hierbei auf Automatismen zurückgreifen und die Kontrollfunktionen des Hirns nicht genutzt werden.
Das Stirnhirn muss bei der Übung zur Schulung des Gehirns für einen Trainingseffekt beteiligt sein, dies sei durch Ermüdungserscheinungen erkennbar.

Auch Hans Georg, Professor an der Memory-Clinc am Elisabeth-Krankenhaus in Essen rät von

Kreuzworträtzeln als Gehirntraining ab.
Das Gehirn werde vor allem trainiert wenn es sich täglich neuen geistigen Aufgaben zu stellen hat - und nicht dabei, immer dasselbe zu machen.
Ich gebe Dir nun wertvolle Ratschläge darüber, wie Du Dein Gehirn auf Trab hältst und nicht verblödest.

Der wichtigste Aspekt um, Dein Gehirn zu trainieren, liegt natürlich darin, es zu benutzen und eigenständig zu denken.

Um Deine eigenständige Denkweise zu schulen kannst Du viele Dinge tun. Eine Sache die Du tun kannst ist den Fernseher abzuschalten. Der Fernseher gibt Dir nämlich nur vor was Du denken sollst und wie Du es denken sollst, woran es bei der beispielsweise sehr einseitigen Berichterstattung im deutschen Fernsehen wohl kaum noch Zweifel gibt, aber zurück zum Thema. Das Fernsehen sagt Dir also, was und wie Du etwas denken sollst und dies führt dazu, dass Dein Hirn quasi auf Autopilot läuft - deshalb kannst Du beim Fernsehen ja auch so gut entspannen. Wenn Du Stagnation in Bezug auf Dein Gehirn verhindern willst, schaue zumindest Bildungssendungen oder der gleichen, ansonsten schalte den Fernseher besser ab jetzt komplett ab. Wenn Du Dir populäre Sendungen ansehen willst, dann bitte solche mit einer komplizierten Handlung oder Interaktion zwischen den Darstellern. Es ist mit Sicherheit nichts einzuwenden, wenn Du ab und zu Mal Fernsehen schaust und Dich dabei entspannst, das Entscheidende ist wie bei allem, die Dosis. Viele Menschen gucken täglich stundenlang irgendwelche Soaps, Shows und was weiß ich was. Falls das auch so auf Dich zutreffen sollte ist das für Dich und

Dein Gehirn ein echtes Problem.

Sinnvoll für das Gehirn sind Übungen, welche sich leicht in den Alltag integrieren lassen. Prof. Dr. med. Hans Georg Nehen rät zu einfachen Übungen: „Wenn Sie an einer roten Ampel stehen, gehen Sie in Gedanken Ihren Weg zurück. Wie viele Kreuzungen haben Sie passiert?" „Schon eine geringe Trainingsdauer ist effizient", so Nehen.

Nehen appelliert an die Menschen denen ihr Gehirn wichtig ist, sich täglich neuen geistigen Aufgaben zu stellen und nicht immer dasselbe zu machen. Hier nennt er Beispiele wie sich zur Abwechslung mit links die Zähne zu putzen oder einen anderen Weg zur Arbeit zu fahren. Ein weiterer, ebenfalls wichtiger Tipp sein Gehirn zu stimulieren ist es, ein Instrument zu erlernen. Hier werden völlig neue Bereiche im Hirn angeregt, neue Hirnzellen aktiviert und die Verbindungen zwischen den Synapsen leistungsfähiger. Wenn Du etwas Neues erlernst, muss es allerdings einen Zweck haben, sonst nützt es dem Gedächtnis nicht besonders viel. Besonders gut ist es beispielsweise, eine neue Sprache zu erlernen. Das Gehirn ist immer dann besonders aktiv, wenn es mehrere Aufgaben gleichzeitig machen oder eine Sache erledigen muss die extrem wichtig ist.

Besonders gut ist es auch, wenn man sein Gehirn in Kombination mit Bewegung trainiert, hier knüpft wieder das Thema ganzkörperliche sportliche Aktivität an, worüber wir zuvor gesprochen haben. Nehen erklärt das so:" Läuft ein Mensch herum, hat er unbewusst ein stabiles Raumgefühl. Sein Hirn ist dadurch also schon auf einem bestimmten Niveau aktiviert. „Setzt man darauf noch das Gedächtnistraining, bezieht das noch mehr Hirnregionen ein." Dies ist eine Tatsache und wurde wissenschaftlich nachgewiesen.

Laut Hofmann ist es ebenfalls sehr wichtig Spaß, am trainieren des Gehirns zu haben, der Spaß ist ein gutes Werkzeug um das angeeignete Wissen im Langzeitgedächtnis zu verankern, so Hofmann. Wenn Du Dich wohlfühlst setzt Dein Gehirn Neurotransmitter wie Dopamin frei. Diese Neurotransmitter sind grundlegend dafür verantwortlich, dass die elektrochemischen Impulse in den Nervenzellen weitergeleitet werden, so wird ein besonders gutes Lernen ermöglicht. Hofmann benutzt des Öfteren Bilder um sein Gehirn zu stimulieren. Er greift hierbei zur Loci-Methode und denkt sich bei einem Einkauf in einem Supermarkt zu jedem seiner benötigten Produkte eine Geschichte aus, so kann er sich das Verfassen einer Einkaufsliste sparen, vergisst nichts und trainiert zusätzlich noch sein Gehirn. Hofman:„ Verbinden Sie einfach alle Artikel mit einem Körperteil, von unten nach oben. Die Tomaten zermatscht auf den Zehen, Mehl rieselt aus den Kniescheiben und Zucker rieselt aus dem Bauchnabel." Im Supermarkt ruft Hofmann diese Körperstellen ganz einfach ab und weiß dann, was in den Einkaufswagen kommt.

http://www.welt.de/wissenschaft/article4493948/Wie-Sie-Ihr-Gedaechtnis-richtig-trainieren.html

Einfaches lesen von Büchern und Zeitschriften ist nicht nur wichtig, um Dein Gehirn zu trainieren. Bedenke hierbei, je schwieriger der Text den Du liest, desto mehr wird Dein Hirn trainiert. Beginne klein und arbeite Dich Stück für Stück nach vorne. Suche Dir Leute die sich in bestimmten Bereichen auskennen und über die Du mehr erfahren möchtest, tausche Dich mit ihnen z.B. über Politik, Religion oder andere herausfordernde Themen aus und starte Diskussionen. Daraus erfolgt mit Sicherheit ein tolles Training für Dein Gehirn. So wie das lesen von Büchern, erweist sich das Übermitteln von selbstgeschriebenen Artikeln mit Dingen die Dir passiert sind, ebenfalls als sehr wohltuend für Deinen Geist.

Fange nun also damit an Dein Gehirn zu trainieren und es nicht weiter zu vernachlässigen, die Schäden die Deinen Gehirn durch Deine Faulheit antust sind enorm. Je weniger Du es trainierst, desto kleiner und lustloser wird es werden und umso schwerer wird es dann auch, es zu trainieren und *„wiederzubeleben."* Du weißt also, was zu tun ist!

Kapitel 4: Stärke Dein Immunsystem

Das Immunsystem eines Menschen wird auch als Wächter der Gesundheit bezeichnet und darf somit in diesem Buch natürlich nicht unerwähnt bleiben.
Es ist da, um gegen die ganzen Krankheitserregern wie Mikroorganismen (Viren, Bakterien, Parasiten) oder Fremdstoffe mit denen Du immer wieder in Berührung kommst, abzuwehren und so Dich und Deine Gesundheit zu schützen. Das Immunsystem musst Du Dir als ein riesiges Netz, welches den gesamten Organismus durchzieht, vorstellen. Bei dem kleinsten Eindringling der nicht in Deinen Körper gehört wird es alarmiert und versucht dann umgehend, diesen zu vernichten.

Bei einer Infektion dringen Krankheitserreger in Deinen Körper ein; bevor es jedoch zum Ausbruch der Krankheit kommt, müssen sich die Erreger jedoch stark vermehren. Dafür brauchen sie einen besonders guten Nährboden, und diesen stellen Schlacken oder abgestorbene Zellen dar. Schlacken sind im Organismus abgelagerte Säuren und Gifte. Diese Säuren und Gifte werden als Schutz vor Verätzung der inneren Organe mit der Hilfe des Immunsystems durch einen Neutralisationsprozess mit Mineralstoffen und Spurenelementen geschützt. Um den Krankheitserregern keinen geeigneten Nährboden zur Vermehrung zu bieten, musst Du also versuchen, genau diese Schlacken zu eliminieren. Dies tust Du am besten durch eine gesunde Ernährung und eine gezielte Reinigung Deines Körpers, indem der Lymphfluss beschleunigt und der Stoffwechsel aktiviert wird. Das kannst Du durch Fastentage, einer Entschlackungskur sowie durch eine ausreichende Zufuhr von reinem Trinkwasser erreichen.

Eine Entschlackungskur führt Dich auf direktem Wege zur Gesundheit. Der Körper wird hierbei mit Vitalstoffen und Antioxidantien versorgt, die Mineralstoffvorräte werden aufgefüllt, Du verlierst überflüssiges Körpergewicht, die Schlacken werden entfernt, Deine Organe entlastet und Gifte beseitigt. Eine Entschlackungskur dauert ca. 4 Wochen, ist relativ leicht durchzuführen und bietet einen perfekten Einstieg in einer gesunden, basenüberschüssigen Ernährung.

Alternativ zu einer Entschlackungskur kannst Du auch für einen gewissen Zeitraum fasten um die belastenden Schlacken so leichter ausscheiden zu können. Falls Du allerdings unter gravierenden gesundheitlichen Störungen leidest rate ich Dir von einer Fastenkur an, da der Körper bei einem gänzlichen Verzicht auf Nahrung besonders viele Säuren und Gifte freisetzt und es hier häufig zu einer Überlastung des Organsystems, insbesondere der Ausleitungsorgane, kommt. Auch kommt es bei einer Fastenkur oftmals bei den Anwendern zu Kreislaufproblemen und zu Schwäche- und Schwindelanfällen, was eine Durchführung im normalen Berufsleben häufig schwer macht.
Aus diesen Gründen würde ich Dir also stattdessen eine Entschlackungskur empfehlen. Diese ist zwar intensiv, überlastet allerdings nicht die Ausleitungsorgane und Du kannst sie hervorragend als Einstieg hin zu einer gesünderen Ernährung nutzen. Achte bei einer

Entschlackungskur darauf, dass diese anhand von ernährungsphysiologischen Richtlinien vorgeht, so dass Du Deinen Körper auf sanfte Art entschlacken kannst. Bei einer effektiven Entschlackungskur wird weitestgehend auf säurebildende Lebensmittel verzichtet und die Zufuhr von basenbildenden Lebensmitteln erhöht. Kennzeichen für eine erfolgreiche Entschlackung sind ein ausgeglichener Säure-Basenhaushalt, mehr Energie und Frische und Gewichtsverlust.
Eine Entschlackungskur ist demnach absolut zu empfehlen.
Zu dem Thema reines Wasser komme ich im 5. Kapitel noch genauer zu sprechen. Nur so viel sei vorausgesagt: dass Wasser aus unseren Wasserhähnen solltest Du besser nicht trinken - und Sprudelwasser aus dem Supermarkt ebenso wenig.

Fast jeder ist sich bewusst, wie wichtig ein gesundes Immunsystem ist und wie wichtig es ist, dieses auch aufrecht zu erhalten. Ein gesundes Immunsystem sorgt dafür, dass Du frei von Krankheiten bleibst und die Leistungsfähigkeit Deiner Funktionen und metabolischen Prozesse gewährleistet ist.
Beim einen gesunden Immunsystem spielen Enzyme eine große Rolle. Diese haben eine entscheidende Aufgabe in Bezug auf die Reduzierung von schmerzhaften und schwächenden Symptomen bei chronischen Immunerkrankungen. Enzyme steuern jeden Körperprozess: Sie sorgen für die Verdauung unserer Nahrung, transportieren Nährstoffe, entsorgen giftige Abfallstoffe, reinigen das Blut, geben Hormone ab, gleichen Cholesterin und Triglyceride aus, ernähren das Gehirn, bauen Eiweiß in den Muskel ein und versorgen

und stärken das endokrine System (System aus Organen, Geweben und Zellgruppen, welches die Steuerung komplexer Körperfunktionen mit Hilfe von Botenstoffen vollzieht).
Des Weiteren können Enzyme den Alterungsprozess verlangsamen und sie fördern die Gesundheit der Homöostase (Fähigkeit des Körpers, sein Gleichgewicht innerhalb seiner vielfältigen Funktionen aufrecht zu erhalten).

Enzyme sind also für ein gesundes Immunsystem unabdingbar. Auch die weißen Blutkörperchen sind sehr reich an Enzymen, die dabei helfen die fremden Substanzen wie Bakterien und Viren, welche in den menschlichen Körper eindringen wollen, zu vernichten.

Der Mensch, also auch Du, besitzt mehr als 3000 verschiedene Enzyme, welche Dir jeden Tag in millionenfacher Anzahl helfen, Dich selbst zu erneuern, zu erhalten und zu beschützen.
Die Enzyme müssen immer wieder ersetzt werden und nehmen zusätzlich mit ansteigendem Alter in ihrer Anzahl ab.
Durch schlechte Ernährung und Krankheiten reduzieren sich die Enzyme nochmals. Bei einer ungenügenden Verfügbarkeit an Enzymen wirkt sich das auf jedes System des Körpers aus, welches auf eine Enzymversorgung angewiesen ist. Hier sind dann vor allem Verdauung, Immunsystem und Zellerneuerung (nachdem Du Dich beispielsweise verletzt hast oder sich Gewebe entzündet hat), betroffen.

Dein Immunsystem ist über den ganzen Körper verteilt

und besitzt kein zentral regulierendes Organ, wie es bei anderen Körpersystemen der Fall ist. Die Bestandteile des Immunsystems kommunizieren miteinander über Immunzellen.
Wie ich schon erwähnt habe, liegt die Hauptaufgabe des Immunsystems darin, immer schön aufmerksam zu sein und krankheitsverursachende Mikroorganismen von körpereigenen Zellen zu unterscheiden. Sobald das Immunsystem fremde eindringende Substanzen ausfindig gemacht hat, wird durch einen äußerst komplexen Prozess unter allen Umständen versucht, den Eindringling zu vernichten. Das Immunsystem ist also dafür da, um unsere Gesundheit aufrecht zu erhalten wenn es uns gut geht und um diese wiederherzustellen, sobald wir krank sind.

Vieles über das Immunsystem ist noch nicht ausreichend erforscht worden, allerding weiß man, dass es für das menschliche Leben wesentlich ist. Deshalb solltest Du unbedingt Dein Möglichstes tun, um eine gesunde Immunfunktion aufrecht zu erhalten.
Hierbei ist ebenfalls eine gut funktionierende Verdauung von großer Bedeutung. Die zwei Hauptursachen für eine Immundysfunktion sind ein schlechte Verdauung und Nahrungsmittelallergien.

Allergien treten auf, wenn der Körper aufgrund von zu großer Empfindlichkeit einem bestimmten Nahrungsmittel gegenüber so reagiert, dass er es nicht richtig verdauen kann. In dieser Situation verhält es sich so, dass das unverdaute Stück Nahrung in die Blutbahn gelangt, vom Immunsystem als Fremdstoff erkannt und umgehend angegriffen wird.

Es gibt zahlreiche Studien die darauf hinweisen, dass Menschen mit einer Nahrungsmittel-Überempfindlichkeit durchlässigere Darmwände haben als Menschen, die nicht daran leiden. So passiert es, dass eine höhere Menge Nahrungsmittelteilchen als üblich in die Blutbahn übergeht.
Die Entzündungen, die durch die Immunantwort entstehen, lassen die Darmwand jedoch noch durchlässiger werden - insbesondere dann, wenn der Körper auf die unverdaute Nahrung allergisch reagiert. Der Teufelskreis ist perfekt.
Eine Überforderung des Immunsystems ist in einer solchen Situation daher äußerst realistisch.

Die unverdauten Nahrungsteilchen werden also vom Immunsystem erkannt, als Eindringlinge markiert und das Immunsystem fängt an, Antikörper zu bilden um diese zu bekämpfen.

Die Antikörper beginnen jetzt die unverdaute Nahrung (Antigene) anzugreifen und sie zu neutralisieren. Die Neutralisation findet statt, indem die Antikörper mit den Antigenen zirkulierende Immunkomplexe bilden. Diese Immunkomplexe sind extrem entzündlich und können im Körper enormen Schaden anrichten, selbst wenn sie nur für kurze Zeit im Körper verbleiben.
Daher müssen diese extrem gefährlichen Immunkomplexe also schnell beseitigt werden: hier greift wieder der Schutzreflex des Körpers in Form von einer riesigen Anzahl von Zellen (den Makrophagen) ein, um diese Immunkomplexe aus der Blutbahn zu eliminieren.

Handelt es sich um kleine Immunkomplexe, lassen diese

sich durch die Makrophagen leicht vernichten. Bei einem recht guten gesundheitlichen Zustand ist es meistens so, dass bei einem Durchgang das Blut zum größten Teil frei von Immunkomplexen ist.

Handelt es sich allerding um größere Immunkomplexe, so kann es sein dass die Makrophagen sie nicht vollständig vernichten können und diese sich dann in Organe und Gewebe ablagern. Hier lösen sie so beispielsweise in den Nieren, Gelenken, Gefäßwänden etc. entzündliche Prozesse aus, die zu schwerwiegenden Erkrankungen führen.

Die Immunkomplexe lagern sich je nach Vererbung oder je nach Schwachstelle (beispielsweise verursacht durch eine Verletzung etc.) in einem bestimmten Organ ab. Hier liegt auch der Grund, weshalb die Symptome von Nahrungsmittelempfindlichkeiten so sehr variieren. Eine Person hat beispielsweise Gelenkschmerzen, die andere dagegen Migräne, usw.

Im schlimmsten Fall wird das Immunsystem von den Immunkomplexen so verwirrt dass es nicht mehr unterscheiden kann, welche Substanz schädlich ist und welche nicht. Es beginnt damit, völlig gesundes Gewebe und Organe anzugreifen, behandelt diese also wie Antigene. Dieser eingeleitete Prozess ist der Weg zu schweren Autoimmunerkrankungen wie Multiple Sklerose, rheumatoide Arthritis, Lupus, Thyroiditis, chronische Pankreatitis, chronische Nierenentzündungen etc.
So passiert es, dass Infektionen durch unterschiedliche Viren und Bakterien zu auto-aggressiven Krankheiten

wie Hepatitis und Syphilis führen, welche wiederum zu Herzmuskelentzündungen führen können. Bei diesem Problem kann eine Enzymtherapie hilfreich sein.
Die Enzyme sind in der Lage den autoimmunen Angriff durch eine Reduktion des Entzündungsprozesses und das Aufbrechen der Immunkomplexe zu verhindern. Des Weiteren unterstützen die Enzyme die Makrophagen bei dem Abbau der Immunkomplexe.
Personen, die unter Autoimmunerkrankungen leiden, sollten sich unbedingt ihre Verdauungsfunktion untersuchen lassen, da ein gut funktionierendes Verdauungssystem auch die Voraussetzung für ein funktionierendes Immunsystem darstellt. Enzyme sind für die Reparatur der Schäden, die durch die Immunkomplexe im Körper entstanden sind, unersetzlich; außerdem können sie im Darm wichtige unterstützende Arbeit bei der Verdauung leisten.

Also kurz wiederholt: Du hast jetzt verstanden, dass eine intakte Darmwand und die dazugehörende schützende Schleimhaut in einem hohen Anteil dazu beitragen, ob Nahrungsteilchen überhaupt ins Blut gelangen können. Die Schleimhaut informiert das Immunsystem über Eindringlinge, sodass dieses gegen sie vorgehen kann. Wenn die Schleimhaut nun aber eben geschädigt ist, kommt es zu einer durchlässigen Darmwand, welche nicht mehr verhindern kann dass Nahrungsteilchen sie durchdringen. Dies setzt eben eine Kette von Ereignissen in Gang, welche zu einer Aktivierung des Immunsystems und darauffolgend zur Bildung von Immunkomplexen führen kann.
Es kommt also darauf an, dass die Nahrung gründlich aufgespalten wird - je gründlicher, desto weniger

Nahrungsteilchen erreichen die Darmwand um dann in die Blutbahn zu gelangen und die entsprechende Immunantwort auszulösen.

Probiotika sind lebende Mikroorganismen wie Hefen und Milchsäurebakterien. Hier zwei wichtige Gründe, weshalb Du Probiotika einnehmen solltest: Probiotika erhöhen zum einen die Produktion eines Antikörpers namens Immunglobulin A (IgA), welcher verhindert, dass Nahrungsteilchen durch die Schleimhaut durchdringen. Zweitens unterstützen sie eine ausgeglichene Mikroflora im Darm.

Die Einnahme von Probiotika ist also eine super Maßnahme, um eine funktionierende Darmflora aufrecht zu erhalten. Probiotika schaffen in Zusammenarbeit mit Bakterien schlechte Lebensbedingungen für schädliche Mikroorganismen und fremde Substanzen.
Um die guten Darmbakterien zu fördern ist es besonders hilfreich, ab und an sogenannte Prebiotika zu sich zu nehmen: dies sind Substanzen die der Menschliche Körper nicht verdauen kann, jedoch als Nahrung für Probiotika, also die „guten" Darmbakterien, dienen. Prebiotika kannst Du beispielsweise in Form von Chicoree-Wurzeln zu dir nehmen.
Fehlt es dem Körper an Probiotika oder sind diese durch Gärung von unverdauten Nahrungsteilchen überlastet, kommt es zu Entzündungen, die durch die entstandenen giftigen Verbindungen resultieren.
Das Gleichgewicht Deiner Darmflora muss unbedingt gehalten werden, da ein Ungleichgewicht zu schwerwiegenden Krankheiten führen kann.
Durch die Einnahme von Probiotika kannst Du davon

ausgehen, dass Du eine längere Lebenserwartung erzielst, da diese wie bereits erwähnt die Verdauung und die Darmflora verbessern und, ganz wichtig, der Darm der Ursprung aller Krankheiten des Menschen ist – denn: Jede Krankheit beginnt im Darm! Deshalb ist es ganz einfach unabdingbar, sich um diesen zu kümmern und zwar so, dass er gesund bleibt und funktioniert. Funktioniert der Darm bei dir nicht, wirst auch du nicht funktionieren.

Ein funktionierender Darm sorgt dafür, dass die Nährstoffe aus der Nahrung im vollen Umfang vom Körper aufgenommen und die Abfallstoffe ausgeschieden werden können. Funktioniert der Darm nicht, gelangen Giftstoffe (wie z.b. biochemischer Abfall) in den Körper, welche dort das Gewebe schädigen und die Funktion der weißen Blutkörperchen hemmen, welche Krankheiten bekämpfen.

Darüber hinaus kann es zu Absorptionsschwierigkeiten in Bezug auf Nährstoffe kommen. Dies führt zu einem geschwächten Immunsystem, was Dich anfälliger für viele Krankheiten und andere Gesundheitsprobleme macht.
Eine unregelmäßige Verdauung kann also auf größere Probleme hinweisen!
Eine gesunde Ernährungsweise lässt sich auch häufig an dem Stuhl eines Menschen erkennen. Der Stuhl sollte weich sein und ohne starkes Pressen ausgeschieden werden können.

Eine gewöhnliche Darmentleerung liegt zwischen 3x pro Tag und 3x pro Woche. Dabei ist es wichtig, regelmäßig

die Beschaffenheit zu kontrollieren, da sie wichtige Hinweise zu deinem Gesundheitszustand liefert. Zum Beispiel: Ein Stuhl der kleine Kugeln enthält weißt auf zu wenig Gemüse in der Nahrung hin. Des Weiteren ist es auch so, dass Blähungen ein schlechtes Zeichen sind, obwohl oft über diese gelacht wird.
Blähungen werden häufig durch unverdaute Nahrung im Dünndarm verursacht. Meistens handelt es sich hierbei um durch einen Enzymmangel nicht vollständig aufgespaltene Kohlenhydrate wie Zucker und Stärke. Die unverdaute Nahrung gelangt in den Dickdarm und wird dort von Bakterien attackiert: es kommt zu Gasbildung.
So erhältst und baust Du ein gesundes Verdauungs- und Immunsystem auf:
Hierbei spielt die Vermeidung von schlechten Kohlenhydrate eine wichtige Rolle. Eine Abnahme von weißen Blutkörperchen verursacht Blutzuckerschwankungen, welche aus einer Ernährungsweise mit raffiniertem Zucker und einfachen Kohlenhydraten resultieren. Außerdem verursacht eine erhöhte Zufuhr dieser Stoffe eine zu starke Vermehrung von Hefen und / oder Bakterien, da sich diese von vergorenen Zuckern und Kohlenhydraten ernähren. Um ein ausgeglichenes Energielevel zu generieren anstatt nur kurze Energieschübe erhalten (die sehr schnell und sehr stark in die Höhe schellen und ebenso schnell wieder abfallen), welche obendrauf zu einem schlechten Gemütszustand und fehlender Motivation führen können, musst Du also Kohlenhydrate bevorzugen, die einen stabilen Blutzuckerspiegel hervorrufen.
Du vermeidest also demnach besser die meisten raffinierten Getreideprodukte (Weißbrot und andere Weißmehlprodukte, gängige Weizennudeln – nicht die

Vollkornvariante -, polierter Reis, etc.) einschließlich Weizen, wie auch raffinierten Zucker (in Form von Süßigkeiten, Torten etc.).

Kohlenhydrate, welche sich für Dich hervorragend eignen, sind in allen Früchten und Gemüsearten sowie in Quinoa, Buchweizen, Wild- und Vollkornreis, Dinkelreis, Vollkorngetreideprodukte, etc. enthalten. Achte bitte hierbei darauf auch, dass Du Bio-Produkte verwendest. Eine Einnahme von Verdauungsenzymen kann Deinen Blutzuckerspiegel aufrechterhalten, da sie bei der Verdauung von Kohlenhydraten helfen – diese ist ja schließlich eine Voraussetzung für einen konstanten Blutzuckerspiegel ist. Hierbei ist von der Einnahme von Verdauungsenzyme die Rede, welche durch die Nahrung zugefügt werden. Des Weiteren helfen diese den Heißhunger nach einfachen Kohlenhydraten - wie Süßigkeiten - zu verringern.

Eine Sache steht absolut fest: Du hast keine Kontrolle über zahlreiche gesundheitliche Risiken, aber Du hast die Kontrolle darüber, was in Deinen Mund kommt und was nicht - ziehe einen Nutzen daraus! Fest steht, dass das ermeiden von raffinierten Kohlenhydraten und Getreiden (z.B. Weißmehl) die Gesundheit und die Immunfunktion deutlich verbessert.

Ein weiterer Punkt, um an ein gesundes Immunsystem zu gelangen bzw. es zu erhalten, besteht in der Reduktion der toxischen Belastung. Dieser sind wir in der heutigen modernen industrialisierten Welt ständig ausgesetzt, was sich auch nicht gänzlich verhindern lässt. Auch im Falle dass der Körper von Toxinen angegriffen wird oder diese sich im Körper anhäufen, kommt es häufig zu einer Überlastung des Immunsystems, was sich nicht selten in Nahrungsmittelallergien niederschlägt. Um den Körper zu entgiften ist es - wie schon erwähnt - hilfreich, die besprochenen Verdauungsenzyme einzunehmen und die Ernährung umzustellen.

Ein Verzicht auf folgende Produkte ist bei einer Entgiftung sinnvoll:

- Raffinierte Zucker und andere raffinierte Kohlenhydrate

- Koffein: diese süchtig machende Substanz hindert den Körper an seiner natürlichen Fähigkeit, sich zu entgiften.

- Alkohol: macht ebenfalls süchtig und verursacht eine Entartung von Zellen.

- Nahrungsmittel und Getränke mit hohem Natriumgehalt: eine hohe Salzaufnahme kann zu einem Mangel an Kalium führen, ein wichtiges Mineral für die Erhaltung gesunder Muskeln, einschließlich des Herzmuskels.

- Künstliche Süßstoffe

- Künstliche Lebensmittelzusatzstoffe

- Lebensmittelfarbe: Steht im Verdacht, ADHS auszulösen. Wandeln sich im Körper in krebserregenden Stoffen um.

- Gentechnisch veränderte Lebensmittel

http://www.zentrum-der-gesundheit.de/gesundes-immunsystem.html

Des Weiteren ist es sinnvoll, auf konventionelle Nahrungsmittel zu verzichten und stattdessen auf Bio-Produkte zurückzugreifen bzw. umzusteigen.

Warum?

Bio-Produkte sind deshalb viel besser, da die meisten konventionell angebauten Pflanzen regelmäßig mit Pestiziden, Herbiziden und weiteren für uns giftigen Stoffen besprüht werden, welche der Pflanze ein unbeschwertes und ertragreiches Wachstum ermöglichen sollen und somit schließlich aber durch den Verzehr in den menschlichen Körper gelangen und dort aufgenommen bzw. sogar in verschiedenen Geweben eingelagert werden.
Mit einem hohen Anteil an Bio-Produkten in deiner Ernährung unterstützt Du also Deinen Körper - Du belastest ihn nicht mit Toxinen, welche sich negativ auf zahlreiche Körperfunktionen auswirken.

Allerdings sind nicht nur konventionell erzeugte Lebensmittel verantwortlich für eine eventuelle Toxinbelastung Deines Körpers. Emotionaler und physischer Stress erhöht ebenfalls die toxische Belastung Deines Körpers, hier können wieder Enzyme helfen die Anfälligkeit für diese toxischen Wirkungen zu verringern.
Die physiologischen Auswirkungen von Stress erlebt der Mensch am gastrointestinalen(GI)-Trakt, hierbei handelt es sich um eine große Ansammlung von Nervengewebe.
Laut anerkannter wissenschaftlicher Studien wirken auch unterdrückte Emotionen schädlich. Du bist vielleicht in der Lage, Deinen emotionalen Stress geistig zu unterdrücken, allerdings vergessen Dein Unterbewusstsein und Deine Zellen nichts. Diese unterschwelligen Erinnerungen schwächen vor allem das Immun-, Nerven- und Hormonsystem.

Heißt also für Dich im Klartext, Du musst auch Deine schädlichen, unterdrückten Emotionen ausdrücken.
Fange an, Dich zu entlasten, um dich frei zu machen von durch Stress hervorgerufenen toxischen Belastungen.
Hier schlage ich Dir ein paar Techniken vor, die Dir beim Entspannen helfen werden:

- Meditation und / oder Yoga: Reduzieren Stress und Anspannung, darüber hinaus wird der Blutfluss zu den Organen und Drüsen erhöht. Es gibt viele Formen der Ausführung von Meditation: Es gibt beispielsweise sogar Menschen, denen der kurze Zeitraum an der Kasse im Supermarkt oder an der roten Ampel reicht, um in sich zu gehen und sich kurz zu entspannen.

- Höre Musik und / oder fange an, ein Musikinstrument zu erlernen.

- Lache herzlich und oft - es wird Dich entspannen, Deine Seele reinigen und dabei helfen, Dich zu heilen.

- Suche Dir Orte in denen Du sein kannst wie Du wirklich bist, wo Du Dich ausdrücken und entfalten kannst (beispielsweise einen Raum in deiner Wohnung, wo Du in Ruhe künstlerische Tätigkeiten ausüben kannst).

- Verschriftliche gegebenenfalls Deine inneren Gefühle oder vertraue Dich jemandem an.

- Mache hin und wieder eine Wellnesspause, lasse Dich massieren und spanne einfach Mal aus.

- Wenn Du es für nötig hältst, besuche einen Therapeuten. Ein Besuch bei einem Psychologen kann Dich seelisch reinigen und dir dabei helfen, Stress abzubauen

- Homöopathische Mittel und Enzyme können ebenfalls Deiner emotionalen Gesundheit dienlich sein. Körper und Seele können dadurch wieder in Einklang gebracht werden.

Für die Immunität Deines Körpers, also seine Fähigkeit Krankheitserreger ohne das Ausbilden von Symptomen zu eliminieren, ist Dein Lebensstil absolut entscheidend - dies bestätigen tausende Studien. Das Herzstück Deiner Gesundheit ist und bleibt aber die bereits behandelte gesunde Ernährung. Diese beruht auf eine ordnungsgemäße Auswahl von Lebensmitteln und selbstverständlich auch auf eine gut funktionierende Verdauung und Nährstoffaufnahme.
Für den optimalen Ablauf der Körperfunktionen musst Du Dich entsprechend ernähren. Bei einem optimalen Immunsystem kann so ziemlich alles kommen was will, doch Dein Körper wird zuverlässig beschützt werden, denn so hat uns die Natur gemacht.

Kapitel 5: Vermeide schädliche Umwelteinflüsse & Giftstoffe

Sich vor allen schädlichen Umwelteinflüssen und Giftstoffen zu schützen ist in unserer heutigen Welt nahezu unmöglich. Täglich sind wir Abgasen und anderen Schadstoffe ausgesetzt die wir durch die Luft, das Wasser, der Nahrung etc. aufnehmen. Die Aufnahme von Schadstoffen lässt sich aber mit der Vermeidung gewisser Produkte und der Beachtung bestimmter Dinge bedeutend verringern, da sich in Lebensmitteln, Hygieneartikeln, Kosmetika und sonstigen Gebrauchsartikeln große Mengen an Schad- und Giftstoffen befinden. Noch ist es so, dass die meisten dieser Stoffe deklariert sind, sprich Du kannst sie auf der Zutatenliste des jeweiligen Produktes nachlesen. Gewöhne Dir also an, die Zutatenlisten beim Einkaufen durchzulesen, da Du so schon fast 90% aller schädlichen Stoffe, die sich in Lebensmitteln und anderen Produkten befinden, vermeiden kannst weil Du die Produkte mit besonders vielen Schadstoffen aussondern und im Regal liegen lässt. Wenn ein Produkt voller Chemikalien oder ungesunder Zutaten ist, Du es aber unbedingt haben willst, musst Du Deinen Kaufdrang unbedingt widerstehen – Kaufe es nicht, esse es nicht - und falls es sich bei dem Produkt um Kosmetika handelt- schmiere es Dir auf keinen Fall in Dein Gesicht. Du denkst jetzt vielleicht, dass ich mit der Haltung etwas übertreibe, da jeder diese Produkte benutz. Fakt ist jedoch, dass Konzerne Dinge wie Lebensmittelzusatzstoffe oder Chemikalien in Körperpflegeprodukten nicht deshalb verwenden, weil sie aus gesundheitlicher Sicht unbedenklich sind, sondern nur weil sie damit wirtschaftliche Interessen verfolgen. Konservierungsmittel, Farbstoffe, Geschmacksverstärker etc., sind ungesund. Von dieser Tatsache wissen auch die Konzernchefs, dass jedoch das hergestellte Produkt konkurrenzfähig bleibt und der Absatz gesteigert wird ist allerdings wichtiger. Bedenke auch, dass viele Firmen insbesondere Duftstoffe oder auch die genaue Zusammensetzung der Aromen nicht deklarieren müssen, da dies zum Betriebsgeheimnis gehört.

Auch die Pestizide auf dem frischen Obst und Gemüse dass Du für gesundes Kochen benötigst, sind sehr schädlich. Diese chemischen Gifte bringen Dich vom einmaligen Verzehr zwar nicht um und Du merkst sie nicht unmittelbar, aber bei ständigem Verzehr von belasteten Nahrungsmitteln werden sie im Körper angereichert, vergiften den Organismus und verursachen Krankheiten. So wird das gesunde Obst und Gemüse auf Dauer gesundheitsschädlich. Manche Pestizide können Allergien auslösen, das Hormonsystem schädigen und die Fortpflanzungsfähigkeit und das Nervensystem beeinträchtigen. Sie werden in den Fettzellen abgelagert und können so Übergewicht verursachen. Vier Prozent der europaweit zugelassenen Pestizide stehen im Verdacht, krebserregend zu sein.

Kaufe Deine Lebensmittel darum unbedingt frisch und im Bioladen und Deine Kosmetika und Körperpflegeprodukte im Naturkosmetiksektor.

Du wirst spüren wie Dein Körper aufblüht und Du wirst

Dein eventuell bereits abhanden gegangenes Gespür für Deinen Körper wiedererlangen.
So kannst Du den direkten Kontakt mit schädlichen Chemikalien im Alltag verringern.

Bei Nahrungsmitteln:

- Kaufe, soweit möglich, ökologisch erzeugte oder regionale Lebensmittel. Denn: diese sind weniger mit Pestiziden belastet, weil deren Einsatz im ökologischen Anbau verboten ist bzw. die Grenzwerte bei uns deutlich niedriger sind als in vielen anderen nicht-europäischen Ländern. Außerdem enthalten sie mehr Vitamine, da sie kürzere Transportwege hinter sich haben als Importiertes Obst und Gemüse.

- Entferne die äußeren Schichten: Bei Blattgemüse wie Salat, Kohl, Mangold, etc. enthalten die äußeren Blattschichten mehr Rückstände von Pestiziden die durch Besprühen während dem Wachstum aufgetragen wurde. Die inneren Blätter sind daher sauberer.

- Wasche Deine Lebensmittel gründlich: eine der Besten und einfachsten Methoden, um einen Großteil der Pestizide von Obst und Gemüse zu entfernen, besteht darin, diese ca. 20 Minuten lang in eine Essig-Wasser Mischung im Verhältnis 1:9 eizulegen. Danach wird das Obst und Gemüse mit klarem Wasser gründlich abgespült. Der Essig entfernt ca. 98% der

Bakterien und neutralisiert einen Großteil der Chemierückstände.
- Vermeide BPA (Bisphenol A): Dies ist ein weit verbreiteter Schadstoff in Kunststoffen, welcher im Körper hormonähnlich wirkt und nachweislich zu Entwicklungs- und Fortpflanzungsschäden führt. Er erhöht zudem das Brustkrebsrisiko und steht im Verdacht, Übergewicht zu begünstigen. BPA kommt in sehr vielen Kunststoffen vor, von Kleidung über Plastikflaschen bis zu Innenbeschichtungen von Dosenkonserven. Du kannst daher beim Kauf von Kleidung auf einen hohen Naturfaseranteil achten, Trinkflaschen aus Glas oder aus BPA freiem Kunststoff benutzen und statt Konserven lieber auf frische, tiefgefrorene oder getrocknete Nahrungsmittel zurückgreifen - oder wenn es unbedingt Konserven sein müssen, dann welche in Gläsern kaufen.

- Bei Pfannen und Töpfen lieber unbeschichtete Modelle wählen, wie z.B. solche aus Edelstahl, Eisen oder Emaille, da Kochgeschirr mit einer Teflon Beschichtung bei hohen Temperaturen giftige und teilweise sogar krebserregende Dämpfe absondert. Eisenpfannen haben dazu noch den Vorteil, dass sie beim Kochen geringe Mengen an Eisen in das Essen abgeben und es so mit einem wichtigen Mineral anreichern.

Bei der Körperpflege:

- Bevorzuge Seifen, Shampoos und Kosmetika mit natürlichen Inhaltsstoffen. Viele Menschen nehmen mehr schädliche Giftstoffe über Kosmetik als über ihre Nahrung auf! Ob in Zahnpasta, Duschgel, Sonnenschutz, Deo oder Lippenstift: fast überall stecken hormonell wirkende, krebserregende, allergieauslösende oder auf andere Weise für Körper und Umwelt schädliche Stoffe. Auch Naturkosmetik ist manchmal davon belastet, wenn auch im Durchschnitt in einem deutlich geringeren Maße. Hier bieten entsprechende Apps Hilfe, mit denen Du Kosmetikprodukte vor dem Kauf einscannen und auf schädliche Inhaltsstoffe durchsuchen kann.

- Vermeide dauerhaftes Haare färben – dies gilt insbesondere bei der Verwendung von Produkten, auf denen der Hinweis steht: "*Kann allergische Reaktionen hervrorufen*", da diese dann ebenfalls für den Körper giftige Inhaltsstoffe enthalten. Eine schonende Alternative sind hier natürliche Färbemittel wie z.B. Henna, welche weder dem Körper noch den Haaren Schaden zufügen.

In der Wohnung:

- Nutze umweltfreundliche Reinigungsmittel - denn diese schonen nicht nur die Umwelt, sondern auch Deinen Körper! Am besten geeignet sind

Putzmittel aus dem Bioladen oder natürliche Desinfektions- und Anti-Kalk-mittel wie etwa Essig. Wenn Du jedoch bei herkömmlichen Produkten bleiben möchtest, achte bitte darauf, dass sie kein Triclosan enthalten. Dies ist ein antibakterielles Desinfektionsmittel, welches sich in der Umwelt anreichert und bereits in Fisch und Muttermilch nachgewiesen wurde. Zudem können sich synthetische Duftstoffe, die häufig in Reinigern eingesetzt werden, ebenfalls in der Umwelt und im menschlichen Körper anreichern oder wegen ihrer reizenden Wirkung zu Allergien führen.

- Vermeide "*unnötige*" Chemikalien wie Sprays zur Lufterfrischung, Raumdüfte und WC-Steine. Sie enthalten ebenfalls starke synthetische Duftstoffe, die Allergien hervorrufen können und sich im Menschen und in der Umwelt anreichern.

- Kaufe mit allen Sinnen ein: Dinge, die sich unangenehm anfühlen oder
riechen oder nach künstlichen Duftstoffen duften (Spielzeug, Kleidung, Teppiche, Bettwäsche etc.) unbedingt im Regal lassen! Vorsicht bei Discountern: durch die billigeren Produktionswege enthalten Waren oft höhere Mengen an Schadstoffen als hochwertigere und teurere Alternativen. Stark belastete Produkte riechen stark „fabrikneu", daher bei neuen Sachen neutral riechende vorziehen. Ganz wichtig: Kleidung vor dem Tragen immer mindestens einmal waschen.

- Bevorzuge Farben, Lacke und Klebstoffe auf Wasserbasis. So verringerst Du den Einsatz von leichtflüchtigen organischen Substanzen, die als Lösungsmittel eingesetzt werden. Sie verschmutzen die Luft und können Asthma und Atemwegserkrankungen hervorrufen und sogar Krebserregend sein. Beim Auftragen solltest Du daher darauf achten, dies im am besten im Freien, oder sonst in einem gut belüfteten Zimmer zu tun.

- Auch Wandfarben können bedenkliche Stoffe enthalten, welche dann Tag für Tag von uns eingeatmet werden. Anstriche mit speziellen Extras, wie Anti-Schimmelbildung, sollten nicht vorsorglich aufgetragen werden sondern nur dann, wenn sie an einer Stelle auch wirklich nötig sind. Ein einfacher Kalkanstrich ist unbedenklich und auch kostengünstiger.

- Billiger Boden kann Gifte ausströmen: die sogenannten Phtalate. Diese kommen vermehrt in PVC-Böden und Wohngegenständen als Weichmacher vor, werden mit der Zeit aber in die Luft abgegeben und wirken auf das Hormonsystem. Bei Männern kann dies zu einer reduzierten Fortpflanzungsfähigkeit und im allgemeinem beim Menschen zu verschiedenen Erkrankungen führen. Als Kunststoffbodenbelag bieten sich statt PVC umweltfreundlichere Varianten wie etwa Linoleum, Polyethylen (PE) oder Polypropylen (PP) an.

- Achtung Formaldehyd: Dies ist ein umwelt- und gesundheitsgefährdendes Gas, welches süßlich-stechend riecht und aus neuen Inneneinrichtungsgegenständen austritt. Die Hauptquelle sind Möbel, welche aus Holzspanplatten hergestellt wurden, aber auch Holzbeschichtungen aus Kunstharzen, Teppich- oder Laminatböden. Formaldehyd ist besonders schädlich in Schlafzimmern, da sich beim Schlafen der Körper regeneriert und dabei besonders anfällig für Schadstoffe ist. Bei Kindern können hohe Konzentrationen sogar zum Tod führen. Aus diesem Grund ist es ratsam, wenigstens in Schlaf- und Kinderzimmern auf unbehandelte Massiv- oder Vollholzmöbel zu setzen.

  Mit regelmäßigem Lüften für ein paar Minuten kann mehr als die Hälfte aller Schadstoffe aus Innenräumen verbannt werden! Hier gilt zum Beispiel bei Wohnräumen mindestens 2 Mal am Tag jeweils für ein paar Minuten Stoßlüften. Dies ist auch wichtig um die Luftfeuchtigkeit zu regulieren sowie Schimmelbildung und dadurch entstehende Gifte zu vermeiden.

- Zusätzlich kann auch mit den richtigen Zimmerpflanzen ein gesundes Raumklima unterstützt werden: Manche Pflanzen sind in der Lage, viele der in Wohnungen vorkommenden Schadstoffe, unter anderem auch das giftige Formaldehyd, aus der Luft zu filtern und tragen somit zu einer gesunden Umgebung bei.

Quellen:
http://www.wwf.de/aktiv-werden/tipps-fuer-den-alltag/haushalt-und-gesundheit/weniger-gift-im-alltag/
http://www.veganblatt.com/versteckte-giftstoffe
http://dgk.de/gesundheit/umwelt-gesundheit/informationen/wohnen/unsichtbare-bedrohung-aus-moebeln-formaldehyd-schadstoff-mit-langem-atem.html

Schadstoffe und bedenkliche Inhaltstoffe in Kosmetika:

Ich habe Dir hier eine Tabelle erstellt, in der Du nachvollziehen kannst, welche Schadstoffe genau sich in Deinen Kosmetika befinden. Hier werden die am meist verbreitetsten Schadstoffe aufgelistet um Dich über ihre negativen gesundheitlichen Folgen aufzuklären und zu bewahren. Zwar ist die Tabelle recht ausführlich ausgefallen, dennoch ist es trotzdem leider unmöglich, alle Schadstoffe aufzulisten.

Inhaltsstoff	Einsatz als; Verwendet in;	mögliche Probleme, Bemerkung
1,4 Dioxan		Toxisch; allergische Kontaktdermatitis. Ein krebserregender Kontaminant von Kosmetikmittel. Siehe auch: Ethoxylierte Tenside
2-Bromo-2-Nitropropane -1,3-Diol (Bronopol) Formaldehydabspalter	Konservierungsmittel	Formaldehydabspalter bei Licht (kann im Produkt / in der Haut Formaldehyd freisetzen); kann krebserregende Nitrosamine bilden, Allergien, Juckreiz und allergische Kontaktdermatitis auslösen; halogenorganische Substanz; die Haut altert vorzeitig. Siehe auch: Formaldehyd
4-MBC (4-Methylbenzyliden campher)	Sonnenschutzfilter	Krebsverdächtig. Siehe auch : Sonnenschutzfilter
5-Bromo-5-Nitro-1,3-Dioxane (Bronidox) Formaldehydabspalter	Konservierungsmittel	Formaldehydabspalter bei Licht (kann im Produkt / in der Haut Formaldehyd freisetzen); kann krebserregende Nitrosamine bilden; halogenorganische Substanz; kann Allergien und Juckreiz

			auslösen; die Haut altert vorzeitig. Siehe auch: Formaldehyd
6-Methyl Coumarin	Duftstoff		Allergieauslösend
Acetylsalicylic Acid			Reichert sich im Körper an, ökotoxisch
a-hydroxsäure			Eine organische Säure, die durch anaerobe Atmung entsteht. Hautpflegeprodukte mit a-Hydroxsäure greifen nicht nur die Hautzellen an, sondern auch den Schutzmantel der Haut. Langfristige Hautschäden können die Folge sein.
Amyl Cinnamal(dehyde)	Duftstoff		Wird mit Allergien und Kontaktdermatitis in Verbindung gebracht
Amylcinnamyl Alkohol	Duftstoff		Allergieauslösend
Anise Alcohol	Duftstoff		Allergieauslösend
Alpha-Isomethyl Ionone	Duftstoff		Allergieauslösend, ökotoxisch.
Aluminium	Antitranspirant und Antiseptika		verstopft die Poren und hemmt den Toxinaustritt. Die Giftstoffe lagern sich in der nahe liegenden Fettschicht, das heißt der Brust, an. Steht in Verbindung mit Brustkrebs und der Alzheimer-Krankheit.

Aluminium Stearate	Gelbildner	verstopft die Poren, führt zu Entzündungen, toxische Hautreizung, Entzündungen der Drüsen; Granulome.
Aluminium Chlorohydrate	Antitranspirant	Hemmt die Schweißabsonderung, führt zu Entzündungen, toxische Hautreizung, Entzündungen der Drüsen; Granulome.
Ammonium-Lauryl Sulfate (ALS)	Tensid	irritierend; starke Hautentfettung und Hautreizung; dermatologische Untersuchungen zeigen schwache bis starke Hautentzündungen, ähnlich wie die von Sodium Lauryl Sulfate verursachten. Siehe auch: Aniontenside; Sodium Lauryl Sulfate; Nitrosierend wirkende Systeme.
Ammonium-Laureth Sulfate (ALES)	Tensid	irritierend; starke Hautentfettung und Hautreizung; dermatologische Untersuchungen zeigen schwache bis starke Hautentzündungen ähnlich, wie die von Sodium Laureth Sulfate verursachten. Siehe auch: Aniontenside; Sodium

		Laureth Sulfate; Nitrosierend wirkende Systeme.
Aniontenside	Tenside In 90% der Schäumenden Kosmetika.	‚Anion-' bezieht sich auf die negative Ladung dieser Tenside. Sie können mit Nitrosaminen kontaminiert sein, letztere sind krebserregend. Tenside können die Gesundheit ernst gefährden. Ursprünglich wurden sie in Autowäschereien, Garageboden putzmittel und Motorentfetter benützt. z.B. Sodium Lauryl/Laureth Sulfate; Ammonium Lauryl/Laureth Sodium Methyl Cocoyl Taurate; Sodium Lauroyl /Cocoyl Sarcosinate; Potassium Coco Hydrolysed Collagen; TEA Laureth/Lauryl Sulfate; Lauryl/Cocoyl Sarcosine; Disodium Oleamide/Laureth/Dio cyl Sulfosuccinate; usw.
Benzophenone-3	Lichtschutzfilter	Siehe auch: Oxybenzon
BHA (Butylierte Hydroxyanisole)		allergische Kontaktdermatitis
BHT (Butylierte Hydroxytoluene)	Hilfsstoff, chem. Antioxidans,	Krebserregend, allergisierend;

	Duftstoff		allergische Kontaktdermatitis; möglicherweise fruchtschädigend; Zellverändernd, im Tierversuch: Veränderung des Immunsystems
Bentonit	Kosmetika		Ein poröser Ton, der durch Wasseraufnahme auf ein Vielfaches seines Trockenvolumens anwächst. Als Grundstoff vieler Kosmetika kann Bentonit eventuell die Poren verstopfen und die Haut ersticken.
Benzalkonium Chloride	Biozid, Desinfektionsmittel, Tensid		Toxisch, stark reizend für Augen, Haut und Lunge, Allergen. Besonders gefährlich für Personen mit Asthma oder Hautprobleme. Siehe auch: Cationtensid
Benzoic Acid	UV Filter		Siehe auch: Octyl-Dimethyl-Para-Amino-Benzoic-Acid
Benzyl Alcohol	Duftstoff, Konservierungs- u. Lösemittel		Kennzeichnungspflichtiger Duftstoff. Betäubt Hautoberfläche und Schleimhäute; höher konzentriert: irritierend; Allergieauslöser.

Benzyl Benzoate / Benzoic Acid	Duftstoff, Konservierungs- u. Lösemittel	Wird mit Allergien und Kontaktdermatitis in Verbindung gebracht. Ökotoxisch, endokrin aktiver Stoff.
Benzyl Cinnamate	Duftstoff	Allergieauslösend.
Benzyl Salicylate	Duftstoff	Ist ein kennzeichnungspflichtiger Duftstoff, gilt als bekanntes Allergen und wurde mit Kontaktdermatitis in Verbindung gebracht. Ökotoxisch, endokrin aktiver Stoff.
BP-3 (Benzophenon-3)	Sonnenschutzfilter	Krebsverdächtig. Siehe auch: Sonnenschutzfilter
Butane	Aerosol	hochbrennbar und kann in hohen Dosen narkotisierende Wirkung haben.
Butylene Glycol	Konservierungs- und Lösemittel	Reizt die Haut in höheren Konzentrationen.
Buthyl Methoxydibenzoyl methan	UV-Filter	Allergien und Hautirritationen auslösend, reichert sich im Körper an und ist nicht photo-stabil (zerfällt bzw. verändert sich chemisch unter Einfluss von Licht)
Butylparaben	Konservierungsmittel, Duftstoff	Krebserregend; endokrin aktiv, verändert die Zellstruktur, stark

		allergisierend, steht im Verdacht sich negativ auf die Fruchtbarkeit und die Entwicklung auszuwirken. Siehe auch: Paraben
Buthylphenyl Methylpropional	Duftstoff	Dies ist ein bekanntes Allergen. Gilt als kennzeichnungspflichtiger Duftstoff.
Carbomer	Gelbildner, Weichmacher	Rückstände von Lösemitteln, Benzol; Hautreizung wegen Lösungsmittelresten; reizt die Augen; führt zu Allergien.
Cationtenside	Tenside, in Haarbalsam verw.	‚Cation' bezieht sich auf die positive Ladung dieser Tenside. Sie enthalten eine Quaternäre Ammoniumverbindung und werden oft ‚Quats' genannt. Sie sind toxisch und irritierend, verursachen Allergien, und deren Einnahme kann tödlich sein. Bei langfristiger Verwendung wird das Haar trocken und spröd. Ursprünglich in der Papier- und Stoffindustrien als Weich- und Antielektrostatika-Mittel verwendet. z.B. Stearalkonium Chloride;

		Benzalkonium Chloride; Cetrimonium Chloride; Cetalkonium Chloride; Lauryl Dimonium Hydrolysed Collagen.
Cera-Microcristallina (gehört zu Glycinen)	Grundstoff, Lipid	verschließt die Haut in höheren Konzentrationen; verursacht im Tierversuch Wachstumsstörungen; die Amerikanische Gesundheitsbehörde empfiehlt, es NICHT zu benutzen.
Cetalkonium Chloride	Tensid	toxisch, hautreizend, Allergienauslösend. Siehe auch: Cationtensid
Ceteareth		Potentiell krebserregende Petroleum-Inhaltsstoffe. Siehe auch: PEG
Cetrimonium Chloride	Tensid	toxisch, hautreizend, Allergienauslösend. Siehe auch: Cationtensid
Cetyl Isononanoate (gehört zu Glycinen)	Wachs	verursacht im Tierversuch Wachstumsstörungen; Die Amerikanische Gesundheitsbehörde rät von seiner Verwendung ab.
Chloroacetamide	Konservierungsmittel	halogenorganische

Chloromethyl-isothiazolinone			Substanz; stark allergisierend; Juckreiz allergische Kontaktdermatitis.
Ci 15985 gelborange = E 119	Farbstoff		Allergie möglich
Ci 42090 patentblau	Farbstoff, Haarfärbemittel		allergisierende Rückstände; in USA seit 1978 verboten: im Tierversuch krebserregend
Ci 42170 green Nr. 3	Farbstoff, Haarfärbemittel		halogenorganische Substanz; allergisierend
Ci 47005 chinolingelb = E 104	Farbstoff, Haarfärbemittel		Allergien möglich
Ci 60725	Farbstoff		Organtoxisch, ökotoxisch
Ci 60730 c.-extr. Violet 21	Farbstoff		Schleimhautkontakt verboten
Ci 77891 titandioxid	Farbstoff		Rückstände von Schwermetallen; Allergieauslösend
Cinnamal	Duftstoff		Organtoxizität
Cinnamyl Alcohol	Duftstoff		Allergieauslösend
Citral	Duftstoff		Wird mit Allergien und Kontaktdermatitis in Verbindung gebracht. Reizend für Haut, Augen und Lunge.
Citronellol	Duftstoff		Allergieauslösend. Wird aus Rose, Pelargonie oder Zitronengras

		gewonnen.
Cocoamidopropyl Betaine		Augen- und Hautreizung, allergieauslösend, ökotoxisch.
Cocamide MEA (Mono-Ethanol-Amid)	Gelbildner	können krebserregende Nitrosamine bilden
Cocoyl Sarcosine	Tensid	können krebserregende Nitrosamine bilden. Siehe auch: Aniontenside; Nitrosierend wirkende Systeme
Collagen		(überwiegend) aus Tierhäuten und zermahlenen Hühnerfüßen gewonnen. Ein unlösliches Faserprotein, das wegen seiner Größe nicht in die Haut eindringen kann; legt sich wie ein Film über die Haut und kann sie dadurch ersticken.
Copolyol (ein PEG-Derivate)	Emulgator	PEG-Derivate. Siehe auch: PEG
Coumarin	Duftstoff	Wird mit Allergien und Kontaktdermatitis in Verbindung gebracht, krebsverdächtig,
Cyclomethicone	Weichmacher	Siehe: Silikonweichmacher
Cymbopogon	Duftstoff	Organtoxizität

Schoenanthus Oil (		
DEA (Diethanolamine)	Einstellung des pH-Wert. Wird auch in Zusammenhang mit vielen Fettsäuren verwendet, um Säuren in Salze (Stearate) zu verwanden; das wird die Basis des Putzmittel. Weichmacher in Körperlotionen oder als Feuchthaltemittel in Kosmetika.	Farbloser oder kristallartiger Alkohol, welcher in Lösungsmitteln, Emulgatoren und Reinigungsmitteln Anwendung findet. Falls DEA's zusammen mit Nitraten verarbeitet werden, reagieren diese chemisch miteinander und führen möglicherweise zu krebserzeugenden Nitrosaminen. Neueste Studien zeigen krebserzeugendes Potential, auch ohne Nitratverbindung. DEA's sind unter anderem auch Haut- und Schleimhautreizend. Dr. Samuel Epstein (Professor der Umweltgesundheit an der Universität von Illinois, USA) behauptet, dass wiederholte Hautanwendungen von Pflegemittel, die DEA enthalten, mit einer erhöhte Anzahl an Leber- und Nierenkrebs verbunden ist. Siehe auch:

		Nitrosierend wirkende Mitteln
Diazolidinyl-Urea / -Harnstoff	Konservierungsmittel	Ein starker Reizerreger (Augen & Haut). Formaldehydabspalter bei Licht (kann im Produkt / in der Haut Formaldehyd freisetzen); kann Nitrosamine bilden. Als Hauptursache der allergischen Kontaktdermatitis bekannt (American Academy of Dermatology). Toxisch wenn eingeatmet. Siehe auch: Formaldehyd
Dibrom-Dicyanobutan = Euxyl K 400 R		stark allergisierend; Juckreiz.
Dichlorphenyl-Imidazoldioxolan	Konservierungsmittel	Halogenorganische Substanz; allergische Reaktionen; krebsverdächtig; reichert sich im Fettgewebe an.
Diethyl Phthalate	Hilfsstoff, Vergällungsmittel für Alkohol	giftig; hautschutzzerstörend; wird von der Haut aufgenommen und beeinflusst ihren Schutzmechanismus. Phthalate stehen im Verdacht, Leber, Nieren und Fortpflanzungsorgane

			zu schädigen und außerdem wie ein Hormon zu wirken.
Dihydrobutidin	Konservierungsmittel		Formaldehydabspalter bei Licht (kann im Produkt / in der Haut Formaldehyd freisetzen); kann Nitrosamine binden
Dimethicone Dimethicone Copolyol	Haarlack, Lipid, Weichmacher		Herkunft aus Silikonöl (Erdölprodukt), beinhaltet Lösungsmittel-Reste. Verstopft die Poren; verursacht Tumore und Mutationen bei Versuchstieren. Siehe auch: Silikonweichmacher
Dioxin	Mit Dioxin behandelte Behältnisse können unter Umständen Dioxin auf das Produkt selbst übertragen		Abfallprodukt des Papierbleichungsprozess in Papiermühlen. Bei Menschen können Dioxine Haut- und Leberschäden hervorrufen, in einzelnen Verbindungen auch Krebs. Anzeichen für eine Dioxinvergiftung beim Menschen ist vor allem Chlorakne (schwere und anhaltende Hautkrankheit mit Akne-ähnlichen Hauterscheinungen).
Disodium Dioctyl	Tensid		Nitrosaminbildung

Sulfosuccinate		Siehe auch: Aniontenside
Disodium Laureth Sulfosuccinate	Tensid	Rückstände von Formaldehyd-Dioxan Ethylendioxid. Aggressives Tensid welches die Haut durchlässiger für Schadstoffe macht; gilt als äußerst heutreizend und allergieauslösend. Siehe auch: Aniontenside; Ethoxylierte Tenside
Disodium Oleamide Sulfosuccinate	Tensid	Nitrosaminbildung. Siehe auch: Aniontenside
DMDM Hydantoin Formaldehydabspalter	Konservierungsmittel	Formaldehydabspalter bei Licht (kann im Produkt / in der Haut Formaldehyd freisetzen); kann Nitrosamine bilden; allergisierend, eiweißverändernd, erbgutverändernd; Ekzembildung; als Konservierungsmittel nicht erlaubt, daher wird meist anderer Verwendungszweck angegeben, z. B. Feuchthaltemittel, Enthärter, etc. damit „ohne Konservierungsmittel" deklariert werden kann.

			Siehe auch: Formaldehydabspalter
Dyethylphtalat Phthalat	Wird zur Vergällung von Alkohol eingesetzt		wird von der Haut aufgenommen und beeinflusst ihren Schutzmechanismus. Phthalate stehen im Verdacht, Leber, Nieren und Fortpflanzungsorgane zu schädigen und außerdem wie ein Hormon zu wirken. (Quelle: Öko-Test, Heft 06/2001)
Elastin mit relativer hoher Molekülmasse			Ein ähnliches Protein wie das Collagen und Hauptbestandteil elastischer Fasern. Wird aus Tierteilen gewonnen. Die Wirkung auf der Haut ist vergleichbar mit der des Collagens.
Euxyl 100	Konservierungsstoff statt Formaldehyd		stark allergisierend.
EDTA	Konservierungsmittel		als Konserviermittel nicht erlaubt, daher wird meist ein anderer Verwendungszweck angegeben, z.B. Feuchthaltemittel, Enthärter, etc. damit „ohne Konservierungsmittel" deklariert werden kann.
Ethoxylierte	Schaummittel, Emulgator,		während des

Tenside	Feuchtigkeitsspender	Herstellungsprozesses wird die stark krebserregende und toxische Chemikalie 1,4 Dioxan generiert. Auf dem Etikett sind sie mit „PEG", „Polyethylen", „Polyethylenglykol", „Polyoxyethylen", „-eth-", oder „-oxynol-„ bezeichnet. Siehe auch: 1,4 Dioxan
Ethylalkohol		Pflanzlicher oder synthetischer Fettalkohol. trocknet die Haut stark aus.
Ethylhexyl Methoxycinnamat	UV-Filter	Hormonelle Wirkung nachgesagt, kann Krebszellen schneller wachsen lassen, allergieauslösend, zellschädigend, reichert sich im Körper an, ökotoxisch.
Ethylhexyl Salicylat	UV-Filter	Reichert sich im Körper an und kann Allergien auslösen.
Ethyl Methacrylate	Duftstoff	Hautreizend, Allergieauslösend, Organtoxisch
Ethylparaben	Konservierungsmittel, Duftstoff	stark allergisierend; krebserregend; endokrin aktive Substanz, möglicherweise allergieauslösend. Als Konservierungsmittel

			nicht erlaubt, daher wird meist anderer Verwendungszweck angegeben, z. B. Feuchthaltemittel, Enthärter, etc. damit „ohne Konservierungsmittel" deklariert werden kann;
Eugenol		Duftstoff	Organtoxisch, wird mit Allergien und Kontaktdermatitis in Verbindung gebracht.
Evernia Furfuracea Extract		Duftstoff	Allergieauslösend
Evernia Prunastri Extract		Duftstoff	Allergieauslösend
F, D & C Farbstoffe		Farbstoffe	aus Kohlenteer gewonnen. Enthalten Schwermetall-salze, die Giftstoffe auf der Haut deponieren, und verursachen Hautempfindlichkeit & Entzündungen. Tierversuche zeigen: fast alle sind krebserregend.
Farnesol		Duftstoff	Wird mit Allergien und Kontaktdermatitis in Verbindung gebracht.
Fluorkohlenwasserstoffe		Treibmittel in Haarsprays	farbloses, nicht brennbares Gas oder farblose, nicht brennbare Flüssigkeit. Ruft manchmal leichte

		Reizungen der oberen Atemwege hervor.
Formaldehyd Formaldehydabspalter: kann im Produkt/in der Haut Formaldehyd freisetzen Formaldehydabspalter verstecken sich hinter den Bezeichnungen Imidazolidinyl-Harnstoff, Imidazolidinyl-Urea, Bronidox, 5-Bromo-5-Nitro-1,3-Dioxane, Diazolidinyl-Harnstoff, Diazolidinyl-Urea, DMDM Hydantoin.	In Kombination mit Wasser findet Formaldehyd als Desinfektionsmittel, als Fixierungsmittel oder Konservierungs-mittel Verwendung. Wird in vielen Kosmetika und vor allem in herkömmlichen Nagelpflegesystemen enthalten.	Farbloses giftiges Gas. Ein Reizstoff und Krebserreger. Schon in geringen Mengen reizt es die Schleimhäute (Augen, Nase, Hals) und kann allergische Kontaktdermatitis, Kopfschmelzen und chronische Müdigkeit auslösen. Die Haut altert vorzeitig. Es beeinflusst durch eine direkte Freisetzung von Entzündungsauslösern das Immunsystem. Für diese Subtanz war bereits eine Verbotsverordnung wegen des Verdachts auf Krebserzeugung fertig ausgearbeitet, die jedoch im letzten Moment wegen der großen wirtschaftlichen Bedeutung von der chemischen Industrie verhindert wurde.
Geraniol	Duftstoff	Allergieauslösend, ökotoxisch.
Germall Plus, Germall II & Germall 115		Siehe auch: Imidazolidinyl –Urea / -Harnstoff
Glyceryl Stearate	Emulgator, Lipid, Tensid	verursacht im

(gehört zu Glycinen)		Tierversuch Wachstumsstörungen; Die Amerikanische Gesundheitsbehörde rät davon ab, es zu benutzen.
Glycine	Wirkstoff	verursacht im Tierversuch Wachstumsstörungen; Die Amerikanische Gesundheitsbehörde rät davon ab, es zu benutzen.
Halogene Verbindungen		Sind an den Wortbestandteilen „Bromo", „Jodo" oder „Chloro" zu erkennen. Viele gelten als allergieauslösend oder Krebserregend
Hema	In Nagellack	Hautreizend, Organtoxisch, Allergieauslösend.
Hexamidine-Diisethionate	Konservierungsmittel, Biozid	Ökotoxisch
Hexyl Cinnamal	Duftstoff	Ist ein bekanntes Allergen und gilt als kennzeichnungspflichtiger Duftstoff. Es ist toxisch und reizen, kann mitunter schwere Verätzungen der Haut und Augenschäden verursachen.
Hydrolysierte Tierproteine		Nitrosaminbildung Siehe auch: Nitrosierend wirkende

		Mitteln.
Hydroxycitronellal	Duftstoff	Allergieauslösend
Hydroxyethyl Ethylcellulose	Filmbildner, Weichmacher	kann Reste von Ethylenoxid und Dioxan enthalten (Dioxan = kann Krebs, Chlorakne und Geschwüre verursachen).
Imidazolidinyl-Harnstoff		Formaldehydabspalter. Siehe auch: Imidazolidinyl-Urea
Imidazolidinyl-Urea (= Germall)	Konservierungsmittel	Formaldehydabspalter bei Licht (kann im Produkt / in der Haut Formaldehyd freisetzen); kann krebserregende Nitrosamine bilden; eiweißverändernd; allergisierend; Juckreiz; die Haut altert vorzeitig.
Isobornyl (Meth-)Acrylate		Organtoxisch, Ökotoxisch.
Isobutylparaben	Konservierungsmittel	Endokrin aktive Substanz, verändert die Zellstruktur, Allergieauslösend
Isoeugenol	Duftstoff	Allergieauslösend
Isohexadecane	Lösemittel	(=Erdölderivat). Versiegelt die Haut; kann Rückstände enthalten (z. B. Formaldehyd, Dioxan).
Isopropyl Alcohol	Lösemittel	Eine farblose, flüchtige,

(SD-40)		brennbare Flüssigkeit, die durch Vergärung von Hefe und Kohlehydraten entsteht. Verursacht Hautreizungen; wirkt stark austrocknend und irritierend; stört den natürlichen Säuremantel der Haut, vermindert dadurch den Schutz gegenüber Bakterien, Schimmel und Viren. Als Bestandteil essbarer und trinkbarer Produkte kann Alkohol möglicherweise das Körpergewebe anfälliger für Karzinogene machen. Mundspülungen mit einem Alkoholgehalt von 25% oder mehr stehen im Verdacht für Mund-, Zungen- und Rachenkrebs verantwortlich zu sein.
Isopropyl Myristate	Lipid, Rückfetter	kann Mitesser erzeugen.
Isopropyl Palmitate	Lipid, Rückfetter	kann Mitesser erzeugen.
Isothiazolinone		allergische Kontaktdermatitis.
Iodopropynyl Butylcarbamate	Konservierungsmittel	allergische Reaktionen; krebsverdächtig; reichert sich im Fettgewebe an;

		halogenorganische Substanz; als Konservierungsmittel nicht erlaubt, daher wird meist anderer Verwendungszweck angegeben, z. B. Feuchthaltemittel, Enthärter, etc. damit „ohne Konservierungsmittel" deklariert werden kann;
Lanolin	Lanolin ist häufig Bestandteil von Kosmetika und Lotionen.	Eine aus Wolle gewonnene fettige Substanz, die mit Pestiziden kontaminiert sein kann. Die Haut kann manchmal allergisch auf Lanolin reagieren, z.B. mit Hautausschlägen
LAS-Tenside	Gefunden in Haarshampoos.	Hautreizend, ist im Wasser schwer abbaubar und wird selbst in Waschmitteln nicht mehr eingesetzt. (Quelle: Öko-Test, Heft 06/2001)
Lauge		Eine hochkonzentrierte wässrige Lösung aus Natriumhydroxid oder Kaliumhydroxyd. Seifenstücke z.B. können eine Kombination aus Lauge und tierischen Fetten,

		die korrodierend sind und die Haut austrocknen.
Lauramide DEA (Di-Ethyl-Amid)	Filmbildner, Gelbildner, Verdickungsmittel, Schaum-Stabilisator	Nitrosaminbildung; erbgutverändernd, möglicherweise krebserregend.
Laureth-2; Laureth-3	Tensid	PEG basiert; kann Reste von Ethylenoxid und Dioxan enthalten (Dioxan = kann Krebs, Chlorakne, Geschwüre verursachen). Siehe auch: PEG
Lauryl Dimonium Hydrolysiertes Kollagen	Tenside	Siehe: Cationtenside
Lauryl Methacrylate		Reizend auf Haut, Augen und Lunge, ökotoxisch.
Lauryl Sarcosine		Siehe: Aniontenside; Nitrosierend wirkende Mitteln
Lemongrass Oil (Chinese-, Indian-)	Duftstoff	Siehe: Cymbopogon Schoenanthus Oil
Linalool	Duftstoff	Dies ist ein bekanntes Allergen und ein kennzeichnungspflichtiger Duftstoff. Es kann die Atmung, die Muskelkoordination und spontane Bewegungsaktivität stören.
Limonene	Duftstoff	Ist ein bekanntes Allergen und kennzeichnungspflichti

		g. Ist ein billiger Duftstoff, der als Abfallstoff bei der Orangensaftproduktion anfällt. Reizend für Haut, Augen und Lunge, ökotoxisch. Verdacht auf Entwicklungsstörungen bei höheren Dosen.
Liquidum Paraffinum		Eine andere Bezeichnung für Mineralöl. Siehe: Mineralöl
Lyral (Linalool)	Duftstoff	Allergieauslösend
Magnesium Nitrat	Haarkonditionierer	Kann krebserregende Nitrosamine bilden.
MEA-Lauryl Sulphate (Monoethanolamine)	Tensid	PEG basiert; Nitrosamine; erbgutschädigend, krebserregend, hautallergisierend Siehe auch: PEG; Nitrosierend wirkende Mitteln
Methyl Acrilat		Hautreizend, Allergieauslösend, Organtoxisch
Methyldibromo Glutaronitril	Konservierungsmittel	halogenorganische Substanz, eiweiß-verändernd; allergische Reaktionen; krebsverdächtig; reichert sich im Fettgewebe an.
Methyl Eugenol	Duftstoff	Krebserregend, organtoxisch.

Methylgluceth	Emulgator, Lipid, Tensid	PEG basiert; stark allergisierend Siehe: PEG
Methylisothiazolinone	Konservierungsmittel	verursacht Allergien, Hautreizend, neurotoxisch
Methylchloroisothiazolinone	Konservierungsmittel	halogenorganische Substanz; eiweiß- und erbgutverändernd; stark allergisierend; Kontaktekzem; kann krebserregendes Formaldehyd freisetzen.
Methyl Methacrylat	In Nagellacke	Wirkt reizend auf Haut, Augen und Lunge, organtoxisch, allergisierend, möglicherweise Fortpflanzungs- und Entwicklungsstörend.
Methylparaben	Konservierungsmittel, Duftstoff	Krebserregend; stark allergisierend; endokrin aktive Substanz, Zellverändernd. Als Konservierungsmittel nicht erlaubt, daher wird meist ein anderer Verwendungszweck angegeben, z.B. Feuchthaltemittel, Enthärter, etc. damit „ohne Konservierungsmittel" deklariert werden kann.
Microcristalline-	Grundstoff, Lipid	In höheren

Wachs = Cera Microcristallina (gehört zu Glycinen)		Konzentrationen verschließt es die Haut; verursacht im Tierversuch Wachstumsstörungen; Die Amerikanische Gesundheitsbehörde empfiehlt, es NICHT zu benutzen. Siehe: Cera Microcristallina
Mineralöl (=Erdöl) *Beispiele:* Liquidum Paraffinum; Paraffinöl; Paraffinwachs; Petrolatum.		Ein Nebenprodukt von Petroleum, das industriell als Schneidflüssigkeit und Schmieröl genutzt wird. Bildet einen öligen Film auf der Haut, der wie Kunststoff die Haut überzieht und die Poren verstopft. So werden Feuchtigkeit, Toxine und Abfallstoffe eingeschlossen und die normale Hautatmung unterbunden, weil der Sauerstoff nicht in die Haut eindringen kann. Verursacht dadurch Akne und andere Hautprobleme. Verlangsamt die Hautfunktion und Zellentwicklung und bringt vorzeitige Hautalterung. Wird in vielen Produkten verwendet (Baby Öl ist 100% Mineralöl!).

			Jedes Mineralöl Derivat kann mit der krebserregende PAH (Polycyclic Aromatic Hydrocarbons) kontaminiert sein und kann Rückstände enthalten (z.B. Formaldehyd, Dioxan). Hersteller benützen Petroleum weil es unglaublich billig ist.
Natrium Hydroxid	PH-Regler		Organtoxisch, irritierend
Nitro- und Polyzyklonische Moschusverbindungen	Parfümstoffe (leider meist nicht deklariert)		haben sich in Tierversuchen teilweise als krebserregend oder erbgutverändernd erwiesen. Diese Stoffe reichern sich in der Umwelt und im Körper an und können sogar in der Muttermilch nachgewiesen werden; Sie sind Nervensystem-schädigend und bei Licht allergisierend.
Nitrosamine	Haarshampoos.		Nitrosamine entstehen aus Nitrit und Aminen und wirken stark krebserregend. Sie gelangen durch verunreinigte Rohstoffe in Kosmetika oder entstehen während der Lagerung wenn

		bestimmte Inhaltsstoffe miteinander reagieren. Siehe: Nitrosierend wirkende Mitteln
Nitrosierend wirkende Mitteln		Sind Chemikalien die Nitrosamine-Kontaminierung verursachen können. Z.B. 2-Bromo-2-Nitropropane-1, 3,-Diol; Cocoyl Sarcosine; DEA Verbindungen; Imidazolidinyl Urea; Formaldehyd; Hydrolisierte Tierproteine; Lauryl Sarcosine; MEA Verbindungen; Quaternium-7, 15, 31, 60, usw.: Sodium Lauryl Sulfate; Ammonium Lauryl Sulfate; Sodium Laureth Sulfate, Ammonium Laureth Sulfate
Octoxyglycerin (gehört zu Glycinen)	Konservierungsmittel	verursacht im Tierversuch Wachstumsstörungen; Die Amerikanische Gesundheitsbehörde empfiehlt, es NICHT zu benutzen
Octyl-Dimethyl-Para-Amino-Benzoic-Acid (PABA, OD-PABA)	UV Filter	Allergieauslösend, DNA-verändernd, fördert das Eindringen von Schadstoffe in die Haut, endokrin aktiver Stoff, ökotoxisch.

Octyl Palmitate	Lipid	bewirkt Mitesser und Akne.
Octyl Methoxycinnamat (OMC)	Lichtschutzfilter	allergisierend Siehe: Sonnenschutzfilter
Oxybenzon	Lichtschutzfilter	Verbirgt sich auch hinter dem Namen Benzophenone-3. Lichtschutzfilter, der als starker Allergieauslöser bekannt ist. Siehe: Sonnenschutzfilter
Padimate-O	UV Filter	Siehe: Octyl-Dimethyl-Para-Amino-Benzoic-Acid
Parabene (Methyl-, Propyl-, Isopropyl-, Butyl-, Isobutyl-, Benzyl- und Ethyl-)	Konservierungsmittel	Stark allergisierend, Parabene ähneln dem Hormon Östrogen, sind also stark endokrin aktive Substanzen. Als Mikrobienwachstumshemmer verwendet und um die Lagerdauerhaft der Produkte zu verlängern. Breit benützt obwohl ihre sehr toxische Wirkung bekannt ist. Haben viele allergische Reaktionen und Hautausschläge verursacht. Eine Britische Studie von Feb 2004 zeigt einen starken Zusammenhang mit Brustkrebs; die

		Deutsche Krebsgesellschaft rät davon ab, Kosmetika die Parabene enthalten zu verwenden.
Paraffin-wachs/öl und Paraffinum Liquidum (= Erdöl)	Lipid, Rückfetter	versiegelt die Haut; kann Rückstände enthalten (z. B. Formaldehyd, Dioxan). Paraffinwachs ist gleich Mineralölwachs. Siehe: Mineralöl.
Parfum	Duft	‚Parfum' kann bis zu 4000 verschiedene Inhaltstoffe bezeichnen, viele davon toxisch oder krebserregend. Symptome: Kopfschmerzen, Schwindel, allergische Ausschläge, Hautverfärbung, intensives Husten und Erbrechen, Hautirritation. Klinische Beobachtungen zeigen dass Parfums das Zentralnervensystem beeinflussen können und Depressionen, Hyperaktivität und Reizbarkeit verursachen.
PEG (Polyethylenglykol) /	Lösungsmittel, Emulgatoren Gefunden in	Potentiell Krebserregende Petroleum-Inhaltsstoffe. PEG und

PEG-Derivate – Stoffe die „PEG" oder die Silbe „eth" in Verbindung mit einer Zahl enthalten, z.B. Ceteareth-33, oder auch Polyglykol, Polysorbate oder Copolyol.	Haarshampoos.	deren Derivate werden in der Industrie in Bremsflüssigkeiten, Farben und Lacken verwendet. In Kosmetikartikeln verbinden sie als Emulgatoren Wasser und Fett; Sie weichen die Zellwände auf und fördern so das Einschleusen von Schadstoffen in die Haut. Sie stören den natürlichen Feuchtigkeitsfaktor der Haut, sie altert vorzeitig. Siehe: Ehoxylierte Tenside.
Petrolatum (= Erdöl)	Lipid, Rückfetter	Ein Fett auf Petroleumbasis, industriell als Schmiermittel genutzt. Die meisten der möglicherweise schädlichen Eigenschaften von Petrolatum decken sich mit denen des Mineralöls. Es Versiegelt die Haut und kann Rückstände enthalten (z. B. Formaldehyd, Dioxan)
Phenoxyethanol	Konservierungsmittel	allergische Reaktionen; als Konservierungsmittel

		nicht erlaubt, daher wird meist ein anderer Verwendungszweck angegeben, z.B. Feuchthaltemittel, Enthärter, etc. damit "ohne Konservierungsmittel" deklariert werden kann.
Phenylmethylene	Duftstoff	Allergieauslösend
Phtalate	Sind in Shampoos, Seifen, Nagellack, aber auch in Bodenbelägen und Kabeldichtungen enthalten.	Sind Weichmacher, die oft in Kunststoffen zum Einsatz kommen. Bestimmte Verbindungen (zB. DBP und DEHP) gelten als Gesundheitsgefährdend; sie können z.B. den Hormonhaushalt beeinflussen, zu Unfruchtbarkeit führen oder auch embrioschädigend sein. Sie stehen im Verdacht, Leber- und Nierenschäden hervorzurufen.
Polyacrylamide	Binde- und Haftmittel, wirkt antistatisch, unterstützt Schaumbildung	Reichert sich im Körper an, steht im Verdacht krebserregend zu sein, ist nervenschädigend, erbgutverändernd, organtoxisch und ökotoxisch.
Polyglyceryl-3 Oleate (gehört zu Glycinen)	Emulgator, Lipid, Tensid	verursacht im Tierversuch Wachstumsstörungen;

Polyquaternium-5			Die amerikanische Gesundheitsbehörde rät davon ab, es zu benutzen. Organtoxisch, im Körper schwer abbaubar, ökotoxisch
Polysorbate 20 - 85	alle: Emulgatoren, Lipide, Tenside		PEG basiert (dringen in die Haut ein, können dabei Schadstoffe einschleusen und betäubend wirken) Siehe auch: PEG
Potassium Cocoyl Hydrolized Collagen	Tensid		Siehe: Aniontensid
Potassium Sorbate	Konservierungsmittel		Allergisierend, organtoxisch
Propane	Aerosol		brennbar und in hohen Dosen narkotisierend
Propylene Glycol (PG)	Lösemittel, Feuchthaltemittel		ein Petroleum-Derivat. Es ist eine kosmetische Form des Mineralöls, die man aber auch in automatischer Brems- und Hydraulikflüssigkeit sowie in industriellen Frostschutzmitteln findet. In Haut- und Haarpflegeprodukten wirkt PG als Feuchthaltemittel, d.h. der Feuchtigkeitsgehalt von Haut oder kosmetischen Produkten bleibt

		aufrechterhalten, weil PG das Entweichen von Feuchtigkeit oder Wasser verhindert. Er dringt in die Haut ein und kann die Protein- und Zellstruktur schwächen. PG ist stark genug um BARNACLES von Boote zu entfernen! Die EPA hält PG als so toxisch, dass es von Arbeitern verlangt dass Sie Schutz-Handschuhe, Kleidung und Brille tragen und Restmengen von PG im Boden entsorgen. Weil PG so schnell in die Haut eindringt, warnen Werkstoff-Sicherheitsdatenblätter die Benutzer vor Hautkontakt mit PG, da es die Haut reizt und zu Gehirn-, Leber- und Nierenschäden führen kann. Aber es gibt keine Warnungshinweise auf Etiketten von Produkten wie z.B. Stick Deodorants, wo die Konzentration höher ist als in den meisten industriellen Anwendungen.
Propylparaben	Konservierungsmittel	stark allergisierend; krebserregend,

		endokrin aktive Substanz, ökotoxisch.
PVP / VA Copolymer	Filmbildner, Weichmacher	Eine Chemikalie auf Petroleumbasis, in Haarspray, Wellenmittel und anderen Kosmetika verwendet. Es kann als toxisch betrachtet werden da sich Partikeln davon in der Lunge ablagern können. Kann Benzol enthalten, dieses schädigt das Blutbild.
Quaternium-7, -15, -31, -60, usw.		Toxisch, verursacht Hautausschläge und allergische Reaktionen. Siehe: Nitronisierend wirkende Mitteln
Retinyl Acetat / Palmitate	Hautpflege	Zellverändernd, krebserregend, hauttoxisch, ökotoixsch. Wird durch die Haut aufgenommen, bei großflächiger Anwendung (Bodylotions) besteht die Gefahr einer zu hohen Aufnahme, dies kann fortpflanzungsbeeinträchtigend wirken.
Silikonweichmacher		Silikonweichmacher sind okklusiv - sie überziehen die Haut, stauen alles darunter und erlauben keine

		Hautatmung (ähnlich wie eine Kunststofffolie). Studien haben darauf hingewiesen, dass langfristige Aussetzung der Haut zu Hautreizerregungen führt. Einige synthetische Weichmacher sind als Tumorverursacher bekannt und lagern sich in Leber- und Lymphknoten ab. Sie sind auch biologisch nicht abbaubar. *Beispiele:* Dimethicone, Dimethicone Copolyol, Cyclomethicone
Sodium Benzoate (= Natriumbenzoat; Salze der Benzoe-Säure)	Konservierungsmittel	starke allergische Reaktionen
Sodium Cetearyl Sulfate	Tensid	entfettend, hautreizend
Sodium Cocoyl Sarcosinate		Siehe: Aniontenside
Sodium Hydroxid	PH-Regler	Organtoxisch, führt zu Irritationen.
Sodium Lauroyl Sarcosinate	Tensid	Aniontensid Siehe auch: Aniontenside
Sodium Lauryl Sulfate (SLS)	Tenside	Diese Subtanzen sind in 90% der schäumenden

(=Natrium-Lauryl-Sulfat)	Besonders belastet mit SLS sind Babyshampoos und Babybäder	Produkte - wie Shampoos, Duschbädern und Zahncremes - anzutreffen und gelten als scharfe Reinigungsmitteln und industrielle Fettlöser. Sie reizen die Schleimhäute und lassen sie aufquellen. Auf die Haut aufgetragen haben sie eine entfettende, irritierende Wirkung; die Haut wird rau, schuppig und rissig. SLS in Shampoos soll für einen verzögerten Heilungsprozess verantwortlich sein und als aggressives Reinigungsmittel den Haarwuchs maßgeblich hemmen. SLS ist ein häufiges Hautallergen und wird schnell von Augen, Gehirn, Herz und Leber absorbiert und dort angelagert, was zu Langzeitschäden führen kann. Tiere in Kontakt mit SLS und ALS leiden unter Augenschaden, Zentralnervensystem Depression, erschwerte Atmung, Durchfall,

		schwere Hautirritation und sogar Tod. Allgemein kann SLS Heilungsprozesse verzögern, bei Erwachsenen grauen Star auslösen und bei Kindern die Entwicklung der Augen stören (was insbesondere bei den unter 6jährigen problematisch ist) weil Proteine gelöst werden. Irritierend; starke allergische Reaktionen; Enthält Reste von Formaldehyd / Dioxan Siehe: Nitrosierend wirkende Mittel; Aniontenside
Sodium Laureth Sulfate (SLES)	Tensid SLES wird in Europa in nahezu allen Körperpreinigungsmitteln, Haarpflegeprodukten und Cremes benutzt	SLES ist die alkoholische (ethoxylierte) Form des Sodium Lauryl Sulfate (SLS). SLES ist weniger aggressiv und stärker schäumend als sein Ausgangsprodukt SLS. Bei dem Umwandlungsprozess entsteht jedoch eine weitere, äußerst schädliche Verbindung, das 1,4-Dioxan. Dieser Stoff ist u.a. Hauptbestandteil des Entlaubungsmittels „Agent Orange",

welches im Vietnamkrieg eingesetzt wurde. 1,4-Dioxan ist dem Hormon Östrogen sehr ähnlich und stört somit den Hormonhaushalt des Menschen. Dadurch erhöht sich das Risiko für Krebserkrankungen, wie beispielsweise Brustkrebs, sowie einer geringen Spermienproduktion. SLES wird gerne als eine harmlosere Variation von SLS deklariert, aber in Wirklichkeit ist es sehr viel schlimmer. Sowohl SLS als auch SLES können in Shampoos und Reinigungsmitteln durch Reaktion mit anderen Inhaltsstoffen möglicherweise zur Bildung von Krebserregenden Nitraten und Dioxinen beitragen. Schon durch eine einzige Shampoobehandlung können größere Nitratmengen in den Blutkreislauf gelangen. Mit anderen Chemikalien kombiniert, können

		SLES und ALES Nitrosamine generieren, die stark Krebserregend sind. Beispiel: Die Nitrosamine einer Haarwäsche morgens sind giftiger als das Essen von einem Pfund gepökelten und geräucherten fetten Speck. Die meisten Menschen benutzen jeden Tag Shampoos, Zahnpasten, Duschgels, Badezusätze, Cremes etc. mit diesen Inhaltsstoffen. SLES sind PEG basiert (dringen in die Haut ein, können dabei Schadstoffe einschleusen; können betäubend wirken); kann starke allergische Reaktionen auslösen, beinhalten Reste von Formaldehyd / Dioxan
Sodium Methyl Cocoyl Taurate		Siehe: Nitrosierend wirkende Systeme; Aniontenside..
Sodium Myreth Sulfate	Tensid	Ist PEG-basiert (dringt in die Haut ein und kann dabei Schadstoffe einschleusen und betäubend wirken); kann stärke allergische Reaktionen auslösen,

			beinhaltet Reste von Formaldehyd / Dioxan
Sonnenschutzfilter 4-MBC (4-Methylbenzyliden campher), OMC (Octyl-Methoxycinnamat), Bp-3 (Benzophenon-3)			Wirkt vermutlich wie das weibliche Hormon Östrogen. Ist in Muttermilch nachweisbar. In Testreihen des Instituts für Pharmakologie und Toxikologie der Universität Zürich wuchsen Brustkrebszellen, auf die 5 verschiedene UV-Filter aufgebracht wurden (Quelle: Natur & Kosmos Juni 2001).
Squalane Lipid	Rückfetter		Aus Haifischleber. Kann Reste von Pestiziden und Schwermetallen enthalten.
Steareth-...	Emulgator, Lipid, Tensid		Sind PEG-basiert (dringen in die Haut ein, können dabei Schadstoffe einschleusen; können betäubend wirken); betäubt die Hautoberfläche.
Stearalkonium Chloride	Weichmacher In Haarbalsam und Hautcremen		Sehr giftig, allergisierend. Wurde als Weichmacher von der Stoffindustrie entwickelt. Wird in Haarbalsam benützt, weil es viel billiger als Proteine oder Kräuterextrakte ist.

		Siehe auch: Cationtenside
Talkum	In Gesichtspuder, Babypuder, Make-Up, Antitranspirant.	Ein weiches, graugrünes Pulver, das beim Einatmen schädlich für das Atmungssystem sein kann, da diese Substanz möglich als krebserregend gilt. Routine Anwendung von Talkum im Geschlechtsbereich erhöht die Wahrscheinlichkeit für Eierstockkrebs um das 3-4 fache. Langfristig kann Talkum wie Asbest wirken, da ihre Moleküle ähnlich sind.
TEA (Trithanolamine)	Emulgator Oft in Kosmetika benützt, um das pH-Wert zu einstellen	Sehr sauer.. TEA ist Allergieauslösend, bringt Augenproblemen, trocknes Haar und Haut, und ist langfristig toxisch. Es hat sich herausgegeben, dass über 40% der Kosmetika, die TEA enthalten, mit Nitrosamine kontaminiert sind. Nitrosamine sind stark krebserregend Siehe: Nitrosierend wirkende Systeme
Tetrahydrofurfuryl Methacrylate		Hautreizend, Allergieauslösend.

Tetrasodium EDTA	Konservierungsmittel und Enthärter	kann sehr schwere Allergien auslösen
Triclosan	Konservierungsmittel	Für die Leber giftig und ist neurotoxisch; bei Licht und Hitze können Spuren von Dioxinen entstehen; halogenorganische Substanz; als Konservierungs-mittel nicht erlaubt, daher wird meist anderer Verwendungszweck angegeben, z. B. Feuchthaltemittel, Enthärter, so dass es als "ohne Konservierungsmittel" beschrieben werden kann.
Triethylene Glycol	Lösungsmittel	Kann krebsverdächtige Stoffe enthalten. Macht die Haut durchlässiger für Schadstoffe.
Trimethylolpropane Trimethacrylate	In Nagellack	Allergieauslösend
Tierfett (Talg)	Tierfett und Lauge sind die Hauptbestandteile eines normalen Seifenstücks, Reinigungs- und Emulgationsmittel.	Eine bestimmte Art Tiergewebe bestehend aus ölhaltigen Feststoffen oder Halbfeststoffen die wasserunlösliche Ester von Glycerol und Fettsäuren enthalten. Ist meistens mit Pestiziden hoch kontaminiert. Zerstört

		den Lipid-Schutzmantel der Haut, die so beste Brutbedingungen für Bakterien bietet.
Triethanolamine (TEA) Laureth Sulfate	Emulgator Säure-/Basen- Regulierung (Regulierung des pH-Werte)	Ist sehr sauer; verursacht Allergien, Augenproblemen, trocknes Haar und Haut, ist langfristig toxisch. Über 40% der TEA-enthaltenden Kosmetika sind mit Nitrosaminen kontaminiert (stark krebserregend) Siehe auch: Nitrosierend wirkende Systeme
Tocopheryl Acetat	Antioxidant, Hautpflegemittel	Krebserregend, allergieauslösend, ökotoxisch.
Toluol / Toluene	Löse- u. Verdünnungsmittel, in Nagellack	Neurotoxisch, organtoxisch, Bioakkumulativ, wirkt reizend auf Haut, Augen und Lunge, beeinträchtigt die Atmung, kann Übelkeit und Müdigkeit verursachen. Verursacht in größeren Mengen Nerven-, Nieren- und Leberschäden. Beeinträchtigt die Fortpflanzungsfähigkeit, bei Schwangeren die sich diesem Stoff

			aussetzen kann es zu Entwicklungsstörungen des Fötus führen. Möglicherweise krebserregend. Ökotoxisch.
Urea		Harnstoff (chemisch)	irritierend;
Ranzige natürliche Weichmacher			Natürliche Öle in Kosmetika sollten kaltgepresst sein. Raffiniertes pflanzliches Öl enthalten fast keine Nährstoffe, essenzielle Fettsäuren, Vitaminen und unverseifbare Anteile - alles wertvolle Hautpflegende Substanzen! Sie enthalten auch giftige „trans"-Fettsäuren die durch den Raffinierungsprozess entstehen. Ein zusätzlich wichtiger Faktor ist die Haltbarkeit von Cremen auf Pflanzlicher Öl-Basis. Die meist Vorteilhaften Pflanzlichen Öle (wie Hagebutte, Borretsch, und Nachtkerzenöl) sind mehrfach ungesättigt, das heißt, sie oxydieren und werden schnell ranzig. Die meisten

| | | gewöhnlichen Kosmetika haben eine Haltbarkeit von ca. 3 Jahren. Ranzige Öle sind schädlich, sie entwickeln freie Radikale die die Haut schädigen und altern. |

Aber nicht nur Schadstoffe in Lebensmitteln oder Kosmetika bedrohen Deine Gesundheit:

Auch wenn Du Dir jetzt vielleicht denkst, so etwas brauch er mir nun wirklich nicht sagen, das ist doch selbstverständlich; aktuelle Zahlen belegen jedoch dass Geschlechtskrankheiten wieder auf dem Vormarsch sind, und zwar solche, die extrem unangenehm bis tödlich enden können. Heißt für Dich: Sorge, beim Geschlechtsverkehr mit Personen bei denen Du Dir nicht 100% sicher bist dass diese keine ansteckenden Geschlechtskrankheiten haben, für einen entsprechenden Schutz! Bevor Du mit jemanden eine Beziehung eingehst in der du ungeschützt Sex haben wirst, lasst euch gegenseitig auf Krankheiten testen um wirklich sicher zu gehen.

Ein anderes Wichtiges Thema sind Strahlen; denn wie Du wahrscheinlich auch schon weißt, bist Du jeden Tag gefährlichen Strahlen ausgesetzt - und zwar spreche ich jetzt nicht von den angeblich gefährlichen Sonnenstrahlen, sondern von technischen Strahlungsfeldern (Mobilfunksender, Mobiltelefon, mobiles Internet, WLAN, DECT, Baby-Phon, Strom). Eine ständig steigende Anzahl wissenschaftlicher Studien belegt dass die Gesundheit der Menschen mittlerweile am meisten durch den immer stetig wachsenden Elektrosmog bedroht wird. Unzählige gesundheitliche Probleme werden mit diesen Strahlen in Verbindung gebracht. Sie können viele verschiedene Krebsarten hervorrufen (Tumore im Gehirn, Auge, Ohr), zu Fehlgeburten führen und sogar Missbildungen verursachen.

Mein ehemaliger Nachbar beispielsweise hing aus geschäftlichen Gründen unentwegt am Telefon. Im Alter von 49 Jahren musste ihm ein Tumor in der Größe eines Eis aus dem Kopf operiert werden. Auffällig war, dass er sein Handy immer an sein rechtes Ohr hielt und der Tumor ebenfalls in der rechten Gehirnhälfte gewuchert hatte.

Über Krebs hinaus werden diese Strahlen auch mit chronischer Müdigkeit, Stress, Kopfschmerzen, Herzproblemen, Autismus, Schwindel, Schlaflosigkeit, Lernstörungen, Alzheimer und vielen weiteren gesundheitlichen Störungen in Verbindung gebracht.

Dr. Robert Becker - ein Arzt, Forscher und Experte für elektromagnetische Strahlung und Buchautor, der bereits zwei Mal für den Nobelpreis nominiert wurde - sieht die rasende Verbreitung des Elektrosmogs äußerst kritisch für unsere Gesundheit:

„Ich habe keinen Zweifel daran, dass der größte weltweite Umweltverschmutzungsfaktor im Augenblick die Ausbreitung elektromagnetischer Felder ist. Ich halte das für weitaus bedenklicher als die Globale Erwärmung [...] und die Vermehrung von Chemikalien in der Umwelt."

Auch hier ist es fast unmöglich Dich zu 100% vor technischen Strahlen zu schützen, da fast alle elektronischen Geräte strahlen abgeben und wir längst im Alltag von ihnen abhängig geworden sind. Du kannst jedoch Deine eigene Verstrahlung allerdings einigermaßen reduzieren indem Du zuerst mal alle technischen Strahlungsfelder lokalisierst und analysierst. Im zweiten Schritt versuchst Du die Entsprechenden Quellen (wie z.B. Wlan, Laptop, Handy, etc.) in den Zeiträumen, in denen sie nicht benutzt werden, zu deaktivieren. Dies sind die einfachsten und realisierbarsten Methoden, wie Du Dich vor Strahlung zumindest etwas schützen kannst. Der Strahlung durch fremde Quellen wie öffentliches W-Lan, Handys anderer Menschen, etc. kannst Du in der Öffentlichkeit natürlich leider nicht entziehen, es sei denn Du gehst nicht mehr vor die Haustür.

Achte auch darauf, dass Du kein Wasser aus dem Wasserhahn trinkst, sondern Dir stilles Trinkwasser in Glasflaschen kaufst. Es ist anhand der steigenden Absätze der Getränkehersteller und Hersteller von Wasserfiltern zu erkennen, dass immer weniger Menschen der Qualität des Wassers aus dem Hahn vertrauen. Tatsächlich ist es so, dass sich im herkömmlichen Leitungswasser zahlreiche gesundheitlich bedenkliche Stoffe, Gifte und Keime befinden. Dies ergibt sich aus folgenden Gründen: Einerseits sind leider viele Wasserrohre veraltet und geben so kontinuierlich Gifte in Form von z.B. Schwermetallen an das Wasser ab. Andererseits erliegen Wasserwerke keiner genaue rechtliche Regelung, sind so also gar nicht dazu verpflichtet absolute Reinheit zu gewährleisten, hinzu kommt, dass die Aufbereitung von Trinkwasser sehr teuer ist und obendrauf 95 % des Wassers in den Haushalten ja eh gar nicht durch Trinken oder Kochen, sondern auf anderen Wegen wie beispielsweise Duschen, Waschmaschine, Geschirrspüler, etc. die keine

Trinkqualität benötigen, verbraucht wird. Daher liegt es nahe, Leitungswasser zu vermeiden.

Deine Trinkgewohnheiten sind deshalb so wichtig, da Wasser für Dich und mich ein unersetzlicher Grundstoff ist welchen wir in relativ großer Menge täglich benötigen und wir auf ebendiesem Wege auch potentiell eine Vielzahl von gesundheitsschädlichen Stoffen unserem Körper zufügen. Gehe also sicher, dass zumindest Deine Trink- und Kochwasserversorgung durch reines, unbelastetes Wasser gedeckt ist.

Kaufe unbedingt stilles Wasser in Glasflaschen, denn für Mineralwasser hingegen sind wesentlich höhere Grenzwerte als bei stillem Wasser erlaubt, da es in einem deutlich geringeren Umfang kontrolliert wird. Nebenbei erwähnt, kohlensäurehaltiges Wasser übersäuert den Körper auch noch unnötig.
Beispielsweise ist festgelegt, dass stilles Wasser höchstens $10\mu g$/Liter Blei und Arsen beinhalten darf. Mineralwasser hingegen darf $40\mu g$/Liter Blei und $50\mu g$/Liter Arsen enthalten. Laut *„Foodwatch"* enthalten rund 13% der Mineralwassermarken für Säuglinge und Kleinkinder kritische Mengen Uran, hier waren vor allem die großen Hersteller betroffen.

Das Du Dein stilles Wasser in Glasflaschen kaufst ist ebenfalls wichtig, da bei der Herstellung des Kunststoffes Polyethylenterephthalat (PET) für Plastikflaschen Acetaldehyd anfällt. Dieser Acetaldehyd ist in der Lage, aus den Plastikflaschen in deren Inhalt, also in Dein Trinkwasser, zu gelangen. Die Aufnahme von Acetaldehyd solltest Du unbedingt vermeiden, da dieser giftige Stoff ab gewissen Mengen zu Leberzirrhose führen kann.

Bist Du geimpft oder überlegst Du Dich oder Dein Kind in naher Zukunft impfen zu lassen? Wenn ja, kann ich Dir nur raten diese Entscheidung nochmal gründlich zu überdenken. Viele Menschen lassen sich viel zu voreilig und vor allem völlig unnötig impfen, wodurch sie sich und ihrer Gesundheit massiven Schaden zufügen. Wie jedes profitorientierte Unternehmen ist die Pharmaindustrie nur auf wirtschaftlichen Erfolg aus und mit der Hilfe von Impfungen lässt sich der Umsatz in ungeahnten Höhen katapultieren. Es gibt bis heute keine einzige Studie die beweisen kann, dass Impfungen wirkungsvoll sind. Nicht durch das Gesundheitsamt, sondern durch den Impfhersteller werden Werbekampagnen mit Hilfe von Angstmache betrieben. Du kommst tagtäglich zwangsläufig mit vielerlei Keimen und Viren in Kontakt und wirst nicht krank ohne Dich gegen diese geimpft zu haben. Sorge für Dein Immunsystem und das Deines Kindes mit der Hilfe von gesunder Ernährung. Stille Dein Kind mindestens 6 Monate voll und vertraue auf die körpereigenen Abwehrkräfte. Ich sage nicht, dass Du Dich und Deine Kinder nicht gegen bestimmte Dinge impfen lassen solltest, sondern nur das Du abwägen musst, was und wie oft Du Dir eine Spritze in den Arm stecken lässt, denn ungefährlich sind die Inhaltsstoffe der Impfstoffe keineswegs. Beispielsweise gibt es seit neuestem Impfstoffe aus gentechnisch veränderten Organismen, welche nach der Verabreichung nachgewiesenermaßen zu einem Bruch der Chromosomen im menschlichen Körper führen können. Ein solcher Vorgang führt zu einer

Verseuchung der Erbsubstanz die irreversibel ist und zu Missbildungen zukünftiger Generationen führen kann.

Des Weiteren ist in fast allen Impfstoffen Formaldehyd - ein Stoff, der als stark krebserregend eingestuft ist und deshalb zur Möbelherstellung nicht verwendet werden darf, bei Kindern soll dies allerdings kein Problem sein. Auch ist in fast allen Impfstoffen eine Quecksilberverbindung vorhanden, die bei Kindern zu Hirnschädigungen und Hyperaktivität führen kann.

„Impfen schützt nicht – Impfen nützt nicht – Impfen schadet"

Dr. med. G. Buchwald

Sollte in naher Zukunft ein Impftermin anstehen, sage den Termin ab um Dich vorerst gründlich über das Thema Impfen zu informieren und treffe dann eine bewusste Entscheidung.

Wie Du siehst, gibt es viele Dinge die Dich krank machen können und die Du
deshalb am besten meidest, Dein Körper wird es Dir danken!

Kapitel 6: Erlange innerliche Zufriedenheit & Ausgeglichenheit

Innerliche Zufriedenheit und Ausgeglichenheit sind in der heutigen Zeit bei den Menschen extrem selten geworden, da diese in der Hektik des Alltags oft untergehen.

Der Alltag der meisten Menschen - und mit hoher Wahrscheinlichkeit auch Deiner - ist mit vielen Pflichten behaftet, welche uns Energie rauben und uns auslaugen. Die Zeit ist immer knapp, nichts kann in unserer kapitalistischen Gesellschaft schnell genug gehen – das einzige was zählt sind Kosum und Wachstum. Die Menschen hetzten von Termin zu Termin, um ihr Reihenhaus oder ihren BMW abzubezahlen.

Es wird nicht in der Gegenwart gelebt und auch nicht in der Zukunft – denn im Prinzip leben wir gar nicht.
Der Dalai Lama hat dieses Problem erkannt und auf die Frage, was ihn an der Menschheit am meisten überrascht, mit folgendem Satz geantwortet:

„Der Mensch opfert seine Gesundheit um Geld zu verdienen, dann opfert er sein Geld um die Gesundheit zurück zu erlangen. Dann hat er solche Angst vor der Zukunft dass er nicht die Gegenwart genießen kann. Das Ergebnis: er lebt weder in der Gegenwart noch in der Zukunft. Er lebt als würde er nie sterben und stirbt als hätte er nie wirklich gelebt."
Dalai Lama

Heute gibt es den Coffee to go, bald gibt es - da bin ich mir sehr sicher - den Coffee to escape!
Von meiner Oma kenne ich eine Zeit in der man noch zusammen saß und Kaffee trank - einen Coffee to sit, sozusagen.

Am Abend eines vollgepackten Arbeitstages sind die Leute körperlich und seelisch völlig erschöpft. Daraus ergeben sich immense Probleme für die körperliche und geistige Gesundheit.

Wenn Dir solche Zustände bekannt vorkommen, musst Du Dir Rituale aneignen um diese erfolgreich aus deinem Leben zu schaffen. Rituale sind besonders effektiv, da sie leicht in Gewohnheit übergehen. Dieser Prozess dauert zwar etwas, aber irgendwann führst Du die Rituale, welche ich Dir zeigen werde, automatisch aus und ohne groß darüber nachzudenken.

Hier kommen die Dinge die Du zu Deiner Gewohnheit werden lassen musst, um aus ihnen Kraft zu tanken und um für mehr Ausgeglichenheit und Zufriedenheit in Deinem Leben zu sorgen. Diese Dinge lassen sich bzw. sollen sofort angewendet werden. Es ist wie mit allem im Leben, wenn Du etwas erreichen willst, fange sofort an warte nicht, sondern starte direkt. Den perfekten Zeitpunkt gibt es nicht, er wird nie eintreffen.

Integriere folgende Dinge in Deinen Alltag:

- gehe für mind. 10 min. täglich in die Natur. Wichtig ist, dass Du die Natur mit all Deinen Sinnen wahrnimmst: sauge sie in Dich hinein.

Gedanken an die Arbeit, eventuelle Probleme oder ein Handy, solltest Du bei Seite legen.

- Bewege Dich! Beim zweiten Tipp kommt wieder der Sport ins Spiel. Zum abschalten ist Ausdauersport besonders geeignet, beachte aber, dass dieser Dir Spaß machen muss, damit er Dir körperlich und seelisch gut tut.

- Zusätzlich zu Deinen Zielen erstellst Du eine persönliche Werteliste. Schreibe Deine fünf wichtigsten Werte auf, wie beispielsweise Partnerschaft, Zuverlässigkeit, Ehrlichkeit etc. Achte hierbei, dass sich diese Werte von Deinen Zielen differenzieren. Lese diese Liste jeden Tag durch und gehet sicher, dass Du im Einklang mit Dir und Deinen Werten lebst und handelst.

- Fange an zu lesen! Ich kann mich in diesem Punkt nur wiederholen. Lies alles was Dir in die Finger kommt, von Biographien über Ratgeber bis zu Sachbüchern - Lesen wirkt extrem entspannend, bildet und ist inspirierend.

- Bedenke, dass Du in der Gegenwart lebst und nicht in der Zukunft. Dein Leben findet gerade jetzt in diesem Moment statt, nicht erst in ein paar Jahren.

- Tue etwas gutes und gebe zurück wann immer Du kannst, es wird Dich glücklicher machen als wenn Du Dir selbst etwas Gutes tust. Heißt also, schon

aus rein egoistischen Gründen ist es sinnvoll gutes zu tun.
- Sorge dafür dass bei Dir Ordnung herrscht. So wie Du Deine Umgebung gestaltest, so sieht auch Dein Innenleben aus. Ordne Deine Umgebung, so werden sich auch Deine Gedanken ordnen. Ich weiß es ist langweilig, aber ein gewisses Maß an Struktur ist in Deinem Leben unerlässlich.

- Ein sehr wichtiger Tipp, den Du ebenfalls unbedingt beherzigen musst, ist, dass Du Deine Beziehungen und Deine Geselligkeit pflegst. Intensive und befriedigende soziale Kontakte sind sehr wohltuend und förderlich für das emotionale und körperliche Wohlbefinden. In vielen Gemeinden, religiösen Gruppierunge, Gemeinschaften etc. in denen sich Menschen häufig treffen um sich untereinander auszutauschen und Freunde finden gibt es überdurchschnittlich viele alte Leute. Gib Dich nicht mit Menschen ab die Du langweilig findest oder Dir nur Deine Energie rauben, sondern suche Dir welche die auf Deiner Wellenlänge sind und pflege stets den Kontakt mit ihnen.

- Wie ebenfalls schon erwähnt, versuche so wenig wie möglich vor dem Fernseher zu sitzen, Nachrichten und Zeitungsmeldungen zu konsumieren. Diese Informationen verunreinigen Deinen Geist und versuchen Dich zu manipulieren. Genauso wenig sollst Du nicht Dein ganzes Leben im Internet verbringen und mit virtuellen Freunden chatten, suche Dir reale

Freunde! Du musst wissen, dass das Internet das echte Leben nicht ersetzten kann. Bei exzessivem Inrernetkonsum und der damit verbundenen Abgrenzung vom alltäglichen Geschehen in Deiner Umgebung, kommt es zu einer emotionalen Verarmung mit verheerenden Folgen für Deine Psyche.

- Beginne damit zu lernen Dich zu lieben. Dich selbst zu lieben ist wichtig, denn die meisten psychischen Probleme auf ein mangelndes Selbstwertgefühl zurückzuführen sind. Hör auf, an Dir und Deinen Fähigkeiten zu zweifeln! Dieser Punkt ist essentiell wichtig, da es sonst schwierig für Dich wir, ein von völligem Glück und Zufriedenheit erfülltes Leben zu führen. Du bist nicht mit einem geringen Selbstwertgefühl auf die Welt gekommen. Du hast es Dir durch eine falsche Denkweise selbst angeeignet. Das gute daran ist, dass Du es dann auch wieder rückgängig machen kannst. Höre auf damit, Dich schlecht zu reden, lerne aus Deinen Fehlern und mache es beim nächten Mal einfach besser.

- Denke vor dem Schlafengehen an Dinge, für die du in deinem Leben dankbar bist. Du besitzt mit Sicherheit Sachen die andere Menschen nicht haben und für die Du dankbar sein solltest. Dies können materielle Dinge, wie ein Dach über dem Kopf oder nicht materielle Dinge, wie einen gesunden und funktionierenden Körper, einen Partner oder Freunde etc. sein. Bei dem Gedanken an solchen Dingen wird Dich ein warmes und wohliges Gefühl durchströmen, auf das Du einen intensiven und erholsamen Schlaf erleben wirst. Der Grund, weshalb Du gerade vor dem zu Bett gehen an diese Dinge denken solltest, ist, dass alles worüber Du in diesem Moment denkst, sehr stark verinnerlicht wird und darauffolgend in Dein Unterbewusstsein übergeht.

Deine Zufriedenheit und Dein persönliches Glück hängt von fünf Komponenten ab, die immer im Gleichgewicht sein müssen, da sich sonst der ganze Fokus auf nur eine Komponente richtet und die anderen vernachlässigt werden.

Diese wichtigen Komponenten, die Dein Leben im Grunde genommen ausmachen, sind an erster Stelle Deine eigene Gesunheit und die Deines Umfeldes. Als nächstes kommen Deine Beziehungen, Deine Emotionen, Deine Finanzen und der Sinn Deines Lebens. Sehe also zu, dass Du Deine Gesundheit in den Griff bekommst, Deine Beziehungen pflegst und Deine Emotionen unter Kontrolle behälst und sie richtig einsetzt. Sorge unbedingt auch für Deine Finanzen. Wenn Du Deine Finanzen nicht im Griff hast musst Du Dir auch ständig Sorgen machen, was zu permanentem Stress führt. Dein ganzer Fokus wird sich dann nur auf Deine Finanzen richten und die anderen vier Komponenten werden stark in Mitleidenschaft gezogen, allem voran Deine Gesundheit. Besorge Dir also Informationen in Form von Büchern, Seminaren etc. und lerne, wie Du finanziell frei werden kannst, damit Du mehr Zeit hast die eigentlich wichtigeren Dingen in deinem Leben zu erledigen. Bedenke, das Geld enorm wichtig ist und Du Dich gut damit beschäftigen solltest; allerdings ist Geld ja auch nur Geld und sollte nur als Mittel zum Zweck verwendet werden.

Zum Schluss möchte ich Dich noch dazu auffordern, Dir einen Sinn zu suchen für den Du eigentlich lebst. Dieser Sinn können Deine Kinder sein, ein Ziel das du erreichen willst, oder etwas anderes - Hauptsache ist, dass Du einen hast der Dir Kraft und Halt gibt.

Ich hoffe dieses Buch konnte Dich dazu anregen mehr, über einen gesunden Lebensstil erfahren zu wollen. Ich fordere Dich hiermit dazu auf, über Gesundheit und damit alles, was es über eine gesunde Ernährungs- und Lebensweise zu wissen gibt, in Erfahrung zu bringen, denn - Reichtum ist viel, Zufriedenheit ist mehr und Gesundheit ist alles! Deiner Gesundheit und Deinem Glück steht nun nichts mehr im Wege, es liegt also nur an Dir.

Grüße von Deinem Gesundheitscoach

Maximilian Muree

Herstellung und Verlag:
BoD - Books on Demand, Norderstedt
ISBN 978-3-7392-4870-7

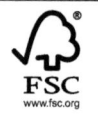